한방에 **합격**의 지름길로!!

보건의료
정보관리학

필기시험 문제집

● 1교시

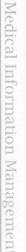

Health & Medical Information Management

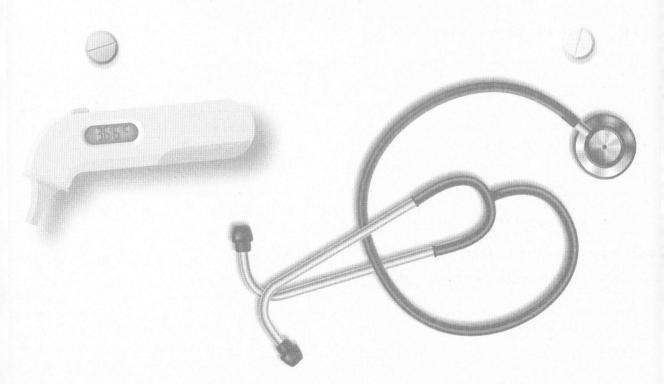

Preface

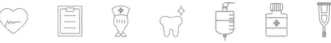

보건의료정보관리사(Health Information Manager,HIM)는

의료기관에서 보건의료정보의 분석, 보건의료정보의 전사, 암등록, 진료통계 관리, 질병, 사인, 의료행위의 분류와 그 밖의 의료기관에서의 의료 및 보건지도 등에 관한 기록 및 정보의 분류, 확인, 유지, 관리에 관한 업무를 수행한다.(의료기사 등에 관한 법률 시행령 제2조)

위와 같이 보건의료정보관리사에 대해 법률적으로 정의되었고, 2018년 의무기록사에서 보건의료정보관리사로 면허 명칭이 변경되었다.

의무기록 뿐만 아니라 보건의료정보에 대한 국제표준보건의료정보관리에 발 맞추어 2020년부터 이 과목이 국가고시 시험과목으로 추가됨에 따라 기존의 의무기록의 대한 내용에서 정보관리에 대한 내용이 많이 추가 되어 문제집을 발간하게 되었다.

이러한 의미있는 출판을 한올출판사와 같이 하게 되어 많은 분들이 좋은 결과가 있기를 바라는 마음이다.

2020년 10월
저자 씀

Contents

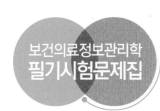
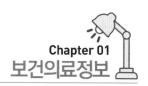
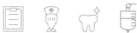
01 데이터 속성 중 시기적으로 필요한 데이터 요소 개념이 반영되었는지를 보여주는 속성을 무엇이라고 하는가?

① 정확성(Accuracy) ② 무결성(Integrity)

③ 일관성(Consistency) ④ 타당성(Validity)

⑤ 적시성(Timeless)

> **해설** · 정확성 – 데이터의 정의된 근거에 반영되었는지
> · 무결성 – 개체와 속성관계가 일관적 유지를 하는지
> · 타당성 – 사전 정의된 개념에 데이터 범위에 속하는지
> · 적시성 – 데이터 필요시 쉽게 적절히 사용가능 여부
> **정답** ③

02 보건의료정보시스템에서 조직 전체에 사용하는 데이터는 불일치나 중복, 변화하는 데이터가 없어야 한다. 이렇듯 변하지 않는 데이터를 무엇이라고 하는가?

① 데이터 매핑(Data Mapping) ② 데이터 아키텍처(Data Architecture)

③ 메타데이터(Meta Data) ④ 마스터 데이터(Master Data)

⑤ 데이터 보안(Data Security)

> **해설** · 마스터 데이터는 이름, 생년월일, 혈액형 등처럼 자주 변하지 않는 데이터이다.
> **정답** ④

03 의사들이 과거 동일 진단 환자의 의무기록을 검토하여 비교하고 보다 나은 치료방법을 연구하기 위하여 사용하는 색인은?

① 메타데이터 색인 ② 질병명 색인

③ 의사 색인 ④ 환자 색인

⑤ 번호 색인

> **해설** · 질병명 색인은 질병명 또는 수술명으로 색인을 하여 진료의 질을 검토할 수 있고 의사 색인은 의사별로 자신이 치료한 환자들을 색인한 것이다.
> **정답** ②

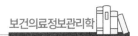

04 IT에 기반을 둔 통합성과 관리체계로 기업의 전사적인 정보를 파악하여 경영진이 가치 중심 경영을 구현할 수 있도록 해주는 통합된 분석용 애플리케이션 툴과 프로세스를 의미하는 것은?

① 전략적 기업경영(SEM; Strategic Enterprise Management)
② 개체관계 다이어그램(ERD; Entity Relationship Diagram)
③ 공급망관리(SCM; Supplied Chain Management)
④ 제품 마스터(PIM; Product Information Management)
⑤ 고객 마스터(CDI; Customer Data Integration)

> **해설** ・ 전략적 기업경영은 기업이나 조직의 가치를 극대화하여 경영전략을 수립하고 경영활동이 이루어지도록 한다.
> **정답** ①

05 컴퓨터가 처리하거나 분석할 수 있는 형태로 구조화된 정보의 집합체를 무엇이라고 하는가?

① 데이터 항목 ② 데이터 셋
③ 데이터 사전 ④ 데이터 매핑
⑤ 데이터 아키텍처

> **해설** ・ 데이터 셋은 데이터의 모음으로 유사한 데이터를 저장한 데이터들의 집합체라고도 한다.
> **정답** ②

06 정보거버넌스(Information Governance) 단계 중 정보보호 자원을 식별하고 관리하는 것을 의미하는 것은?

① 전략적 연계 ② 가치전달
③ 위험관리 ④ 자원관리
⑤ 성과측정

> **해설** ・ 전략적 연계 − 병원의 상위전략과 연계 되어야 한다.
> ・ 위험관리 − 조직의 정보보안을 위하여 위험관리 체계를 운영한다.
> ・ 성과관리 − 성과에 대한 리포팅과 평가에 따른 성과평가 체계가 운영이 된다.
> ・ 가치전달 − 보건의료인 구성원에게 보안의 중요성과 가치를 교육한다.
> **정답** ④

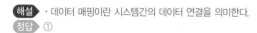

07 시스템 간의 데이터를 연결하는 절차로, 데이터 교환을 위한 방식을 무엇이라고 하는가?

① 데이터 매핑(Data Mapping)　　② 데이터 아키텍처(Data Architecture)

③ 메타데이터(Meta Data)　　④ 마스터 데이터(Master Data)

⑤ 데이터 보안(Data Security)

해설 • 데이터 매핑이란 시스템간의 데이터 연결을 의미한다.

정답 ①

08 수많은 데이터 속에서 데이터를 정교하게 분석하여 의사결정에 활용하는 수단을 무엇이라고 하는가?

① 비지니스 인텔리젼스(Business Intelligence)

② 개체관계다이어그램(Entity Relationship Diagram)

③ 임상정보시스템(Clinical Information System)

④ 간호정보시스템(Nursing Information System)

⑤ 의무기록자문가(Medical Record Comsultant)

해설 • 비즈니스 인텔리젼스 예) 고객별 행동패턴 분석

정답 ①

09 보건의료정보학과 연계되어 가치전달, 전략적 연계, 자원관리, 위험관리, 성과측정의 5단계가 필요한 것은?

① HICT　　② HIM

③ HI　　④ Information Governance

⑤ Data dictionary

해설 • HICT(HealthInformation and Communication Technology, 보건의료정보기술) – IT 기술을 의료기술에 접목하여 개발완료된 보건의료정보시스템에서 데이터를 체계적으로 수집하고 분석하는 것이다.
　　• HIM(Health Information Management, 보건의료정보관리)
　　• HI(Health Information, 보건의료정보학) – 보건의료정보시스템에서 축척된 데이터를 이용하여 경영에 의사결정에 도움이 될 수 있도록 다양한 통계를 내고 인공지능을 이용하여 새로운 보건의료분야 지식과 정보를 생산한다.
　　• Information Governance 정보거버넌스– 병원 또는 조직 전체를 움직이는 힘을 말한다.
　　• Data dictionary – 데이터의 의미를 설명해 놓은 것이다.

정답 ④

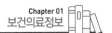
10 데이터 거버넌스에 대한 내용이 틀린 것은?

① 데이터의 전략적 활용을 위해서는 현업의 감각이 필요하다.

② 현업이 주도적 역할을 수행하여야 데이터 거버넌스가 제자리를 찾을 수 있다.

③ 데이터를 쉽게 검색하고 관리할 수 있는 구조화 된 것을 말한다.

④ 데이터 거버넌스를 위하여 필요한 역할은 IT 기술이다.

⑤ 데이터 분석 역량으로 통계를 이용하여 통계 데이터 속에서 현장에 적용할 수 있는 모델을 개발할 수 있다.

해설 • 데이터를 쉽게 검색하고 관리할수 있는 구조화 된 것은 메타데이터를 의미한다.

정답 ③

11 정보기술을 의료에 접목하여 프로그램 개발을 지원하고 관리하는 것을 무엇이라고 하는가?

① HICT

② HIM

③ HI

④ Information Governance

⑤ Data dictionary

해설 • 보건의료기관 등에서 보건의료인이 활동하며 발생하는 보건의료정보에 대하여 관리를 하는 것을 HICT가 할 일이다

정답 ①

12 정부와 시민사회가 협력하여 사회문제를 해결하는 것을 무엇이라고 하는가?

① HICT   ② HIM

③ HI   ④ Information Governance

⑤ Data dictionary

해설 • HICT(HealthInformation and Communication Technology, 보건의료정보기술) – IT 기술을 의료기술에 접목 하여 개발완료된 보건의료정보시스템에서 데이터를 체계적으로 수집하고 분석하는 것이다.

• HIM(Health Information Management, 보건의료정보관리)

• HI(Health Information, 보건의료정보학) – 보건의료정보시스템에서 축적된 데이터를 이용하여 경영에 의사결 정에 도움이 될 수 있도록 다양한 통계를 내고 인공지능을 이용하여 새로운 보건의료분야 지식과 정보를 생 산한다.

• Data dictionary-데이터의 의미를 설명해 놓은 것이다.

정답 ④

13 보건의료분야의 Information Governance(정보거버넌스)가 연계되어 관리가 되어야 하는 것은?

       가. HIM(Health Information Management)

       나. HICT(HealthInformation and Communication Technology)

       다. HI(Health Information)

       라. Data dictionary

       마. 질병 및 수술색인

① 가, 다, 마   ② 나, 라, 마

③ 가, 나, 다   ④ 가, 나

⑤ 나, 다, 라

해설 · 보건의료분야의 Information Governance(정보거버넌스)가 연계되어 관리가 되어야 하는것은 HIM(Health Information Management 보건의료정보관리), HICT(HealthInformation and Communication Technology 보건의료정보기술), HI(Health Information 보건의료정보)가 되어야 하기 때문이다.

정답 ③

14 고객이나 제품에 대하여 변하지 않는 데이터를 관리하는 것으로 구성된 것은?

       가. PIM(Product Information Management)

       나. CDI(Customer Data Integration)

       다. SEM(Strategic Enterprise Management)

       라. SCM(Supplied Chain Management)

       마. MRC(Medical Record Consultant)

① 가, 나   ② 나, 다

③ 다, 라   ④ 마, 바

⑤ 가, 다

해설 · 제품 마스터를 관리하는 것은 PIM(Product Information Management), 고객 마스터를 관리하는 것은 CDI(Customer Data Integration)이다.

정답 ①

15 데이터 아키텍처(Data Architecture) 수행할 수 있는 업무가 아닌 것은?

① 데이터 모델 개발

② 데이터 모델의 정책과 표준 개발

③ 사용자 요구도 분석을 위한 정책과 표준개발

④ 데이터 산물물과 표준의 개발

⑤ 응용프로그램의 유지보수 계획

해설 • 응용프로그램의 유지보수 계획은 모든 프로젝트가 완료된 이후의 정책이다.
정답 ⑤

16 시스템 카탈로그라고 하며 자료의 이름, 표현방식, 의미와 사용방식 등 다른 자료와의 관계를 저장하는 것을 무엇이라고 하는가?

① 데이터 항목   ② 데이터 셋

③ 데이터 사전   ④ 데이터 매핑

⑤ 데이터 아키텍처

해설 • 데이터 매핑은 시스템 간의 데이터를 연결하는 절차이다.
정답 ③

17 보건의료정보에 대하여 보안관리가 요구되고 있으며 정보통신기술이 지원하여야 하는 것은?

① HICT   ② HIM

③ HI   ④ Information Governance

⑤ Data dictionary

해설 • HICT(HealthInformation and Communication Technology, 보건의료정보기술) – IT 기술을 의료기술에 접목하여 개발완료된 보건의료정보시스템에서 데이터를 체계적으로 수집하고 분석하는 것이다.
• HIM(Health Information Management, 보건의료정보관리)
• HI(Health Information, 보건의료정보학) – 보건의료정보시스템에서 축적된 데이터를 이용하여 경영에 의사결정에 도움이 될 수 있도록 다양한 통계를 내고 인공지능을 이용하여 새로운 보건의료분야 지식과 정보를 생산한다.
• Information Governance (정보거버넌스) 병원 또는 조직 전체를 움직이는 힘을 말한다.
• Data dictionary – 데이터의 의미를 설명해 놓은 것이다.
정답 ①

18 공급망 전체의 정보흐름을 연계하여 최적화하는 경영 시스템을 무엇이라고 하는가?

① 전략적 기업경영(SEM; Strategic Enterprise Management)

② 개체관계 다이어그램(ERD; Entity Relationship Diagram)

③ 공급망관리(SCM; Supplied Chain Management)

④ 제품 마스터(PIM; Product Information Management)

⑤ 고객 마스터(CDI; Customer Data Integration)

> **해설** ▸ 공급망 관리의 예로 임상의사결정지원시스템이 있다.
> **정답** ▸ ③

19 데이터 사전의 내용으로 스키마를 의미하는 것은?

① 데이터 매핑(Data Mapping)　　② 데이터 아키텍처(Data Architecture)

③ 메타데이터(Meta Data)　　④ 마스터 데이터(Master Data)

⑤ 데이터 보안(Data Security)

> **해설** ▸ 메타데이터는 다른 데이터를 설명해주며 일정 규칙에 따라 부여되는 데이터이다.
> **정답** ▸ ③

20 정보의 인덱스 역할을 할 수 있으며 서로 다른 시스템 간의 검색 기능을 향상시킬 수 있는 것은?

① 데이터 매핑(Data Mapping)　　② 데이터 아키텍처(Data Architecture)

③ 메타데이터(Meta Data)　　④ 마스터 데이터(Master Data)

⑤ 데이터 보안(Data Security)

> **해설** ▸ 메타데이터는 다른 데이터를 설명해주며 일정 규칙에 따라 부여되는 데이터이다.
> **정답** ▸ ③

21 데이터를 모아놓은 집합에서 같은 성격의 데이터를 무엇이라고 하는가?

① 데이터 항목　　② 데이터 셋

③ 데이터 사전　　④ 데이터 매핑

⑤ 데이터 아키텍처

> **해설** ▸ 데이터 항목은 데이터베이스에서 의미를 가진 가장 최소단위이기도 함
> **정답** ▸ ①

22 보건의료정보시스템을 무단 액세스 하는 것을 보호하며 정보를 사용하고 수정하고 접근하며 공개하는 것에 대하여 합법적으로 접근하도록 하기 위하여 정부 및 규제 요구사항을 준수하는 정책과 절차가 필요한 것은 무엇인가?

① 데이터 매핑(Data Mapping)

② 데이터 아키텍처(Data Architecture)

③ 메타데이터(Meta Data)

④ 마스터 데이터(Master Data)

⑤ 데이터 보안(Data Security)

해설 • 데이터 보안은 컴퓨터나 서버에 저장된 데이터가 고의적으로 수정. 삭제등 권리가 없는 사람이 접근하는 것을 막는 것을 의미한다.

정답 ⑤

23 데이터 속성 중 개체와의 속성관계가 일관적으로 유지되는지를 보여주는 속성을 무엇이라고 하는가?

① 정확성(Accuracy)

② 무결성(Integrity)

③ 일관성(Consistency)

④ 타당성(Validity)

⑤ 적시성(Timeless)

해설 • 정확성 – 데이터의 정의된 근거에 반영되었는지
• 타당성 – 사전 정의된 개념에 데이터 범위에 속하는지
• 적시성 – 데이터 필요시 쉽게 적절히 사용가능한지
• 일관성 – 시기적으로 필요한 데이터 요소 개념이 반영되었는지를 보여주는 속성

정답 ②

24 보건의료데이터 거버넌스의 역할이 다른 것은?

① 정보시스템을 무단 액세스 하는 것을 보호한다.

② 미션과 범위 설정

③ 예산확보

④ 개발목표를 완료하기 위한 지표설정

⑤ 데이터 거버넌스 구조, 프로세스 설정

해설 • 정보시스템을 무단 액서스 하는 것을 보호하는 것은 정보보안을 의미한다.

정답 ①

25 해당 분야의 업무를 관리하기 위한 행정서비스 체계를 무엇이라고 하는가?

① HICT

② HIM

③ HI

④ Information Governance

⑤ Data dictionary

> **해설** · Information Governance 정보 거버넌스라고 하며 통치방식. 병원 또는 조직 전체를 움직히는 힘을 말한다.
>
> **정답** ④

26 입원, 외래, 응급실 진료를 받기 위해 병원에 처음 온 환자들의 목록으로 카드보관함에 배열하기도 하는 색인방법은?

① 수술명 색인

② 질병명 색인

③ 교차 색인

④ 환자 색인

⑤ 단순 색인

> **해설** · 환자 색인은 환자 등록번호와 환자 이름으로 색인을 하는 것이다 의무기록의 위치를 알려주며 영구적 보관한다.
>
> **정답** ④

27 검색엔진에 사용할 수 있는 것은?

① 데이터 매핑(Data Mapping)

② 데이터 아키텍처(Data Architecture)

③ 메타데이터(Meta Data)

④ 마스터 데이터(Master Data)

⑤ 데이터 보안(Data Security)

> **해설** · 메타데이터는 다른 데이터를 설명해주며 일정 규칙에 따라 부여되는 데이터이다. 하이퍼텍스트 생성언어 (HTML)문서로 정보검색시 사용할 수 있다.
>
> **정답** ③

28 데이터베이스에 저장되는 데이터에 관한 정보를 저장하는 곳을 무엇이라고 하는가?

① 데이터 항목

② 데이터 셋

③ 데이터 사전

④ 데이터 매핑

⑤ 데이터 아키텍처

> **정답** ③

29 AI(Artificial Intelligence)을 이용하여 의료데이터 활용을 할 수 있는 것을 무엇이라고 하는가?

① HICT
② HIM
③ HI
④ Information Governance
⑤ Data dictionary

> **해설**
> • AI(Artificial Intelligence)는 인공지능이라고 한다.
> • HICT(HealthInformation and Communication Technology, 보건의료정보기술) – IT 기술을 의료기술에 접목하여 개발완료된 보건의료정보시스템에서 데이터를 체계적으로 수집하고 분석하는 것이다.
> • HIM(Health Information Management, 보건의료정보관리)
> • HI(Health Information, 보건의료정보학) – 보건의료정보시스템에서 축적된 데이터를 이용하여 경영에 의사결정에 도움이 될 수 있도록 다양한 통계를 내고 인공지능을 이용하여 새로운 보건의료분야 지식과 정보를 생산한다.
> • HI(Health Information, 보건의료정보학)
> • Information Governance 정보거버넌스– 병원 또는 조직 전체를 움직이는 힘을 말한다.
> • Data dictionary – 데이터의 의미를 설명해 놓은 것이다.
>
> **정답** ③

30 기업이 보유하고 있는 수 많은 데이터를 분석하여 경영자가 더 좋은 의사결정을 내릴 수 있도록 데이터를 활용할 수 있는 프로세스를 의미하는 것은?

① 비지니스 인텔리젼스(Business Intelligence)
② 개체관계 다이어그램(Entity Relationship Diagram)
③ 임상정보시스템(Clinical Information System)
④ 간호정보시스템(Nursing Information System)
⑤ 의무기록자문가 MRC(Medical Record Comsultant)

> **정답** ①

31 자료가 국가에 보고됨으로써 국가 보건행정에 참고할 수 있는 색인은?

① 메타데이터 색인
② 질병명 색인
③ 의사 색인
④ 환자 색인
⑤ 번호 색인

> **해설** 질병명 색인은 질병명 별, 수술명 별 통계를 내어 의학연구에도 이용하고 병원 경영에 이용하기도 한다.
> **정답** ②

32 보건의료 업무를 처리하기 위하여 하드웨어와 소프트웨어를 포함, 어떤 정보를 사용하고 전달되는지 시스템 전체에 대한 설계방식을 무엇이라고 하는가?

① 데이터 매핑(Data Mapping)

② 데이터 아키텍처(Data Architecture)

③ 메타데이터(Meta Data)

④ 마스터 데이터(Master Data)

⑤ 데이터 보안(Data Security)

해설 · 데이터 아키텍처는 병원의 전체 시스템 측면에서 데이터가 체계적이고 구조적 관리가 되도록 설계하는 것을 의미한다.

정답 ②

33 데이터 거버넌스에 대한 내용으로 틀린것은?

① 보건의료데이터에 대한 관리를 전문가들이 스스로 통제하고 관리하는 것

② 데이터 관리정책, 프로세스, 프라이버시 방안, 데이터 질관리방안이다.

③ 데이터 영역의 정책과 원칙이 있어야 한다.

④ 질병 및 수술통계를 하여 의학연구에 이용한다.

⑤ 데이터 표준, 구조, 질, 보안의 정책과 원칙이 있어야 한다.

해설 · 질병 및 수술통계를 하여 의학연구에 이용하는 것은 질병 및 수술색인이다.

정답 ④

34 의사결정에서 기본이 되는 기준이 될 수 있으며 자료처리 운용에 기본자료로 활용이 될 수 있는 자료의 집합을 무엇이라고 하는가?

① 데이터 매핑(Data Mapping)

② 데이터 아키텍처(Data Architecture)

③ 메타데이터(Meta Data)

④ 마스터 데이터(Master Data)

⑤ 데이터 보안(Data Security)

해설 · 마스터 데이터는 이름, 생년월일, 혈액형 등처럼 자주 변하지 않는 데이터이다.

정답 ④

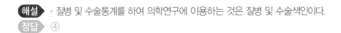

35 보건의료정보시스템에서 축척된 데이터를 이용하여 병원 경영을 위한 의료비 절감, 진단성과 향상, 신약개발 등 임상지침 및 근거기반의 의료행위를 지원할 수 있는 것은?

① HICT
② HIM
③ HI
④ Information Governance
⑤ Data dictionary

해설 • HI(Health Information, 보건의료정보학) – 보건의료정보시스템에서 축척된 데이터를 이용하여 경영에 의사결정에 도움이 될 수 있도록 다양한 통계를 내고 인공지능을 이용하여 새로운 보건의료분야 지식과 정보를 생산한다.

정답 ③

36 컴퓨터나 서버의 데이터에 권리가 없는 사람이 접근하는 것을 막는 것을 무엇이라고 하는가?

① 데이터 매핑(Data Mapping)
② 데이터 아키텍처(Data Architecture)
③ 메타데이터(Meta Data)
④ 마스터 데이터(Master Data)
⑤ 데이터 보안(Data Security)

해설 • 데이터 보안은 컴퓨터나 서버에 저장된 데이터가 고의적으로 수정, 삭제 등 권리가 없는 사람이 접근하는 것을 막는 것을 의미한다.

정답 ⑤

37 정보학을 의료분야에 접목하여 새로운 보건의료분야 지식과 정보를 생산할 수 있는 것은?

① HICT
② HIM
③ HI
④ Information Governance
⑤ Data dictionary

해설 • HICT(HealthInformation and Communication Technology, 보건의료정보기술) – IT 기술을 의료기술에 접목하여 개발완료된 보건의료정보시스템에서 데이터를 체계적으로 수집하고 분석하는 것이다.
• HIM(Health Information Management, 보건의료정보관리)
• HI(Health Information, 보건의료정보학)
• Data dictionary – 데이터의 의미를 설명해 놓은 것이다.

정답 ③

38 규모가 작은 병원에서 이용하면 좋은 색인은?

① 수술명 색인　　　　　　② 질병명 색인

③ 의사 색인　　　　　　　④ 환자 색인

⑤ 집단 색인

> **해설** • 집단색인은 몇개의 질병분류를 묶어서 색인한다.
> **정답** ⑤

39 데이터 속성 중 데이터를 필요로 할 때 적절하게 사용할 수 있는 속성을 무엇이라고 하는가?

① 정확성(Accuracy)　　　　② 무결성(Integrity)

③ 접근성(Acessibility)　　　④ 타당성(Validity)

⑤ 적시성(Timeless)

> **해설** • 정확성 – 데이터의 정의된 근거에 반영되었는지
> • 무결성 – 개체와 속성관계가 일관적 유지 여부
> • 접근성 – 데이터가 필요할 때 접근할 수 있는지
> • 타당성 – 사전 정의된 개념에 데이터 범위에 속하는지
> • 적시성 – 데이터 필요시 쉽게 적절히 사용가능한 지 여부
> **정답** ⑤

40 이사회, 병원장, 위원회에서 사용하는 색인은?

① 메타데이터 색인　　　　② 질병명 색인

③ 의사 색인　　　　　　　④ 환자 색인

⑤ 번호 색인

> **해설** • 의사 색인은 의사별로 치료한 환자에 관하여 작성하며 위원회에서 업무 평가를 위하여 이용한다.
> **정답** ③

41 보건의료정보관리의 목표가 아닌 것은?

① 전세계인의 건강증진　　　② 의학연구와 근거기반의 임상진료

③ 표준화된 보건의료데이터 구축　④ 활발한 연구활동

⑤ 질병을 치료

> **정답** ⑤

42 데이터 처리에서 한 개의 단위로 취급하는 데이터 집합을 무엇이라고 하는가?

① 데이터 항목   ② 데이터 셋

③ 데이터 사전   ④ 데이터 매핑

⑤ 데이터 아키텍처

해설 • 데이터 셋은 데이터의 모음으로 유사한 데이터를 저장한 데이터들의 집합체라고도 한다.

정답 ②

43 모든 번호를 일련번호로 작성하여 각 번호에 해당하는 환자명, 주민번호를 기재하여 번호로 환자를 검색할 수있는 색인은?

① 수술명 색인   ② 질병명 색인

③ 교차 색인   ④ 환자 색인

⑤ 번호 색인

해설 • 환자 색인은 환자 등록번호와 환자 이름으로 색인을 하는 것이다. 의무기록의 위치를 알려주며 영구적 보관한다.

정답 ⑤

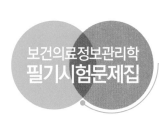
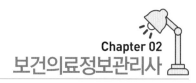
   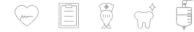
01 IFHIMA 보건기록국제연맹의 목적이 아닌 것은?

① 전세계 의무기록학의 표준을 발전시킨다.

② 국가 간 정보교환을 한다.

③ 의무기록 업무의 질을 향상시키기 위한 기술개발에 노력한다.

④ 각 국의 의무기록사 간의 의사소통을 한다.

⑤ 호주의 비교 가치있는 통계 자료를 작성한다.

해설 · 국제 간 비교 가치있는 통계 자료를 작성한다.
정답 ⑤

02 대한보건의료정보관리사 협회에서 제시한 보건의료정보관리자의 역할에 대한 내용이 맞는 것은?

① 최신의 분석기술을 활용하여 보건의료정보를 다양하게 분석함으로써 부가가치 높은 지식과 정보를 생산한다.

② 보건의료정보 분야의 국제적 표준을 준수하여 분류함으로써 가치있는 정보생성 및 활용에 기여한다.

③ 보건의료정보가 안전하게 생성, 저장 활용되도록 관리하여 보건의료데이터 거버넌스를 구현

④ 의무기록 기반의 정확하고 윤리적인 보험청구 및 평가 데이터의 생성, 분석, 연계를 제공

⑤ 국가와 기관이 올바르고 미래 지향적인 보건의료정책을 세울 수 있도록 발전 방향을 제시하고 협력한다.

해설 ① 보건의료정보 분석 전문가의 역할
② 보건의료정보 분류 전문가
④ 보건정보관리자
⑤ 보건의료정보 정책자문가
정답 ③

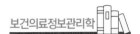

03 AHIMA에서 제시한 보건정보관리자의 역할 중 보건정보관리자의 역할에 대한 설명으로 맞는 것은?

① 질병, 수술 분류, 각종 통계 등 의학연구를 위한 데이터베이스를 관리한다.

② 환자개인의 건강정보 관리를 도와주며 개인의 건강이력과 새로운 제도를 이해한다.

③ 데이터 자료사전과 정보관련 정책을 설정하고 정보의 질을 감시한다.

④ 조직전체의 의료정보 관리를 책임지고 정보관리 책임자와 시스템 사용자와 함께 일하며 각종 정책과 제도를 결정 지원한다.

⑤ 여러 가지 분석도구를 이용하여 의사결정 및 전략계획을 수립하는데 지원한다.

정답 ④

04 보건의료정보관리사에 대한 내용으로 알맞은 것은?

① 환자의 혈액, 소변, 체액, 조직 등으로 각종 의학적 검사를 수행하고 분석하는 자

② 신체 내부의 골격계, 내장계통의 병변이나 이상을 알아보기 위해 방사선을 이용한 검사 및 촬영하는 자

③ 근골격계 또는 신경계 손상 환자들을 대상으로 온열치료, 전기치료, 광선치료, 수치료, 도수치료등 재활훈련과 이에 필요한 기기, 환자교육, 약품의 사용 및 관리 등의 일을 한다.

④ 구강보건 교육, 치과 예방처치, 치석 등 침착물 제거, 임시충전 등의 일을 하는 자

⑤ 의료기관 등에서 의료 및 보건지도 등에 관한 기록 및 정보의 분류, 확인, 유지관리를 주된 업무로 하는 자

해설 ① 임상병리사 ② 방사선사 ③ 물리치료사 ④ 치위생사
정답 ⑤

05 보건의료정보관리사의 업무가 아닌 것은?

① 보건의료정보의 분석 및 전사   ② 근골격계 환자들에게 환자 교육

③ 암등록   ④ 진료통계

⑤ 질병 사인 의료행위 분류

정답 ②

06 AHIMA에서 제시한 보건정보관리자의 역할 중 데이터 자원관리자의 역할에 대한 설명으로 맞는 것은?

① 질병, 수술 분류, 각종 통계 등 의학연구를 위한 데이터베이스를 관리한다.

② 환자 개인의 건강정보 관리를 도와주며 개인의 건강이력과 새로운 제도를 이해한다.

③ 데이터 자료사전과 정보관련 정책을 설정하고 정보의 질을 감시한다.

④ CPR(Computer Based Patient Record), EIW(Electronic Information Warehouse) 등의 자료를 관리하여 미래까지 연속적 장기적으로 자료가 통합되고 쉽게 자료에 쉽게 접근하여 활용한다.

⑤ 여러 가지 분석도구를 이용하여 의사결정 및 전략계획을 수립하는데 지원한다.

> **해설** ① 임상자료 전문가
> ② 건강정보관리자
> ③ 데이터 질관리자
> ⑤ 의사결정 지원분석가
>
> **정답** ④

07 대한보건의료정보관리사 협회에서 제시한 보건의료정보 분석 자문가에 대한 역할로 맞는 것은?

① 최신의 분석기술을 활용하여 보건의료정보를 다양하게 분석함으로써 부가가치 높은 지식과 정보를 생산한다.

② 보건의료정보 분야의 국제적 표준을 준수하여 분류함으로써 가치있는 정보생성 및 활용에 기여한다.

③ 보건의료정보가 안전하게 생성, 저장 활용되도록 관리하여 보건의료데이터 거버넌스를 구현

④ 의무기록 기반의 정확하고 윤리적인 보험청구 및 평가 데이터의 생성, 분석, 연계를 제공

⑤ 국가와 기관이 올바르고 미래 지향적인 보건의료정책을 세울 수 있도록 발전 방향을 제시하고 협력한다.

> **해설** ② 보건의료정보 분류 전문가
> ③ 보건의료정보관리자
> ④ 보건정보관리자
> ⑤ 보건의료정보 정책자문가
>
> **정답** ①

08 대한보건의료정보관리사 협회에서 제시한 보건정보관리자의 역할로 맞는 것은?

① 최신의 분석기술을 활용하여 보건의료정보를 다양하게 분석함으로써 부가가치 높은 지식과 정보를 생산한다.

② 보건의료정보 분야의 국제적 표준을 준수하여 분류함으로써 가치있는 정보생성 및 활용에 기여한다.

③ 보건의료정보가 안전하게 생성, 저장 활용되도록 관리하여 보건의료데이터 거버넌스를 구현

④ 의무기록 기반의 정확하고 윤리적인 보험청구 및 평가 데이터의 생성, 분석, 연계를 제공

⑤ 국가와 기관이 올바르고 미래 지향적인 보건의료정책을 세울 수 있도록 발전 방향을 제시하고 협력한다.

해설 ① 보건의료정보 분석 전문가의 역할
② 보건의료정보 분류 전문가
③ 보건의료정보관리자
⑤ 보건의료정보 정책자문가

정답 ④

09 AHIMA에서 제시한 보건정보관리자의 역할 중 보안관리자의 역할에 대한 설명으로 맞는 것은?

① 질병, 수술 분류, 각종 통계 등 의학연구를 위한 데이터베이스를 관리한다.

② 환자개인의 건강정보 관리를 도와주며 개인의 건강이력과 새로운 제도를 이해한다.

③ 데이터 자료사전과 정보관련 정책을 설정하고 정보의 질을 감시한다.

④ 자료를 관리, 통합하여 미래까지 연속적, 장기적으로 자료에 쉽게 접근하여 활용하게 한다.

⑤ 보안규정, 정책, 권한을 지정한다.

해설 ① 임상자료 전문가
② 건강정보관리자
③ 데이터 질관리자
④ 데이터 자원관리자

정답 ⑤

10 대한보건의료정보관리사 협회에서 제시한 보건의료정보 분류 전문가에 대한 역할로 맞는 것은?

① 최신의 분석기술을 활용하여 보건의료정보를 다양하게 분석함으로써 부가가치 높은 지식과 정보를 생산한다.

② 보건의료정보 분야의 국제적 표준을 준수하여 분류함으로써 가치있는 정보생성 및 활용에 기여한다.

③ 보건의료정보가 안전하게 생성, 저장 활용되도록 관리하여 보건의료데이터 거버넌스를 구현

④ 의무기록 기반의 정확하고 윤리적인 보험청구 및 평가 데이터의 생성, 분석, 연계를 제공

⑤ 국가와 기관이 올바르고 미래 지향적인 보건의료정책을 세울 수 있도록 발전 방향을 제시하고 협력한다.

해설 ① 보건의료정보 분석 자문가
③ 보건의료정보관리자
④ 보건정보관리자
⑤ 보건의료정보 정책자문가

정답 ②

11 AHIMA에서 제시한 보건정보관리자의 역할 중 임상자료 전문가의 역할에 대한 설명으로 맞는 것은?

① 질병, 수술 분류, 각종 통계 등 의학연구를 위한 데이터베이스를 관리한다.

② 환자 개인의 건강정보 관리를 도와주며 개인의 건강이력과 새로운 제도를 이해한다.

③ 데이터 자료사전과 정보관련 정책을 설정하고 정보의 질을 감시한다.

④ CPR(Computer Based Patient Record), EIW(Electronic Information Warehouse) 등의 자료를 관리하여 미래까지 연속적 장기적으로 자료가 통합되고 쉽게 자료에 쉽게 접근하여 활용한다.

⑤ 여러 가지 분석도구를 이용하여 의사결정 및 전략계획을 수립하는데 지원한다.

해설 ② 건강정보관리자
③ 데이터 질관리자
④ 데이터 자원관리자
⑤ 의사결정 지원분석가

정답 ①

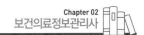

12 AHIMA에서 제시한 보건정보관리자의 역할 중 의사결정지원 분석가의 역할에 대한 설명으로 맞는 것은?

① 질병, 수술 분류, 각종 통계 등 의학연구를 위한 데이터베이스를 관리한다.

② 환자 개인의 건강정보 관리를 도와주며 개인의 건강이력과 새로운 제도를 이해한다.

③ 데이터 자료사전과 정보관련 정책을 설정하고 정보의 질을 감시한다.

④ CPR(Computer Based Patient Record), EIW(Electronic Information Warehouse) 등의 자료를 관리하여 미래까지 연속적 장기적으로 자료가 통합되고 쉽게 자료에 쉽게 접근하여 활용한다.

⑤ 여러 가지 분석도구를 이용하여 의사결정 및 전략계획을 수립하는데 지원한다.

해설 ① 임상자료 전문가
② 건강정보관리자
③ 데이터 질관리자
④ 데이터 자원관리자

정답 ⑤

13 AHIMA에서 제시한 보건정보관리자의 역할 중 건강정보관리자의 역할에 대한 설명으로 맞는 것은?

① 질병, 수술 분류, 각종 통계 등 의학연구를 위한 데이터베이스를 관리한다.

② 환자 개인의 건강정보 관리를 도와주며 개인의 건강이력과 새로운 제도를 이해한다.

③ 데이터 자료사전과 정보관련 정책을 설정하고 정보의 질을 감시한다.

④ CPR(Computer Based Patient Record), EIW(Electronic Information Warehouse) 등의 자료를 관리하여 미래까지 연속적 장기적으로 자료가 통합되고 쉽게 자료에 쉽게 접근하여 활용한다.

⑤ 여러 가지 분석도구를 이용하여 의사결정 및 전략계획을 수립하는데 지원한다.

해설 ① 임상자료 전문가
③ 데이터 질관리자
④ 데이터 자원관리자
⑤ 의사결정 지원분석가

정답 ②

14   AHIMA에서 제시한 보건정보관리자의 역할 중 데이터 질관리자의 역할에 대한 설명으로
      맞는 것은?

① 질병, 수술 분류, 각종 통계 등 의학연구를 위한 데이터베이스를 관리한다.

② 환자 개인의 건강정보 관리를 도와주며 개인의 건강이력과 새로운 제도를 이해
   한다.

③ 데이터 자료사전과 정보관련 정책을 설정하고 정보의 질을 감시한다.

④ CPR(Computer Based Patient Record), EIW(Electronic Information
   Warehouse) 등의 자료를 관리하여 미래까지 연속적 장기적으로 자료가 통합되
   고 쉽게 자료에 쉽게 접근하여 활용한다.

⑤ 여러 가지 분석도구를 이용하여 의사결정 및 전략계획을 수립하는데 지원한다.

정답 ③

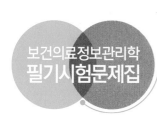
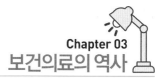

01 신의 대변자였으며 문자, 지혜, 발명의 신이라고 하는 이집트시대의 의사는?

① Imhotep ② Aesculapius

③ Thoth ④ Galen

⑤ Rhazes

> **해설** • Imhotep – 이집트 시대의 최초의 실존의사
> • Aesculapius – 그리스 시대 명의
> • Galen – 동맥기능에 대한 정의
> • Rhazes – 천연두와 홍진에 대한 연구
>
> **정답** ③

02 Edwin Smith Papyrus와 Papyrus Ebers에 대한 내용으로 틀린 것으로 연결된 것은?

가. 48예의 임상외과 환자에 대한 기록으로 구성되어 있다.

나. 내과 환자의 치료에 관한 내용이다.

다. 고대의 조각가와 미술가들이 한 마리의 뱀으로 묘사하였다.

라. 지금의 관장법과 같았다.

마. 인간의 신체 내부를 깨끗이 하기 위해서 피마자 열매와 맥주를 같이 먹으면 된다
고 하였다.

① 가 ② 나

③ 다 ④ 라

⑤ 마

> **해설** • Imhotep–의술의 수호신으로 숭배되었으며 Edwin Smith Papyrus 저자이며 48예의 임상외과 환자에 대한
> 내용을 다루었다.
> • Papyrus Ebers는 내과환자 치료의 내용으로 지금의 관장법과 같았다.
>
> **정답** ③

03 의사들의 수호신과 의술의 수호신으로 순서가 바르게 연결된 것은?

가. Imhotep 　　　　　　　나. Aesculapius

다. Thoth 　　　　　　　　라. Galen

마. Rhazes 　　　　　　　　바. Avicenna

① 가, 나　　　　　　　　② 다, 라

③ 마, 나　　　　　　　　④ 다, 가

⑤ 바, 가

해설 · Thoth – 의사들의 수호신
　　　· Imhotep – 의술의 수호신

정답 ④

04 이집트 시대 Edwin Smith Papyrus의 저자이며 최초 실존의사는?

① Imhotep　　　　　　　② Aesculapius

③ Thoth　　　　　　　　④ Galen

⑤ Rhazes

해설 · Aesculapius – 그리스 시대 명의
　　　· Thoth – 문자, 지혜, 발명의 신
　　　· Galen – 동맥기능에 대한 정의
　　　· Rhazes – 천연두와 홍진에 대한 연구

정답 ①

05 현재까지 의학의 상징이 된 인물로 그리스 시대의 대표적인 명의는?

① Aesculapius　　　　　② Galen

③ Rhazes　　　　　　　④ Andreas Vesalius

⑤ Captain John Graunt

해설 · Galen – 동맥기능에 대한 정의
　　　· Rhazes – 천연두와 홍진에 대한 연구
　　　· Andreas Vesalius – 인체해부학
　　　· Captain John Graunt – 사망일람표

정답 ①

06 의학의 아버지이며 의무기록 비밀의 효시라고 하는 사람은?

① Aesculapius　　　　　② Galen

③ Rhazes　　　　　　　④ Andreas Vesalius

⑤ Hippocrates

해설 ・ Aesculapius – 그리스의 대표적인 명의
・ Galen – 동맥기능에 대한 정의
・ Rhazes – 천연두와 홍진에 대한 연구
・ Andreas Vesalius – 인체해부학

정답 ⑤

07 담석증 통증 이론과 같은 업적과 같이 동맥을 정의한 사람은?

① Aesculapius　　　　　② Galen

③ Rhazes　　　　　　　④ Andreas Vesalius

⑤ Hippocrates

해설 ・ Aesculapius – 그리스의 대표적인 명의
・ Rhazes – 천연두와 홍진에 대한 연구
・ Andreas Vesalius – 인체해부학
・ Hippocrates – 의무기록의 효시, 의학의 아버지

정답 ②

8 모하메드 시대 감염성 질환에 관한 최초의 연구를 하였으며 알콜로 상처를 소독하고 봉합사를 사용한 사람은?

① Aesculapius　　　　　② Galen

③ Rhazes　　　　　　　④ Andreas Vesalius

⑤ Hippocrates

해설 ・ Aesculapius – 그리스의 대표적인 명의
・ Galen – 동맥기능에 대한 정의
・ Andreas Vesalius – 인체해부학
・ Hippocrates – 의무기록의 효시, 의학의 아버지

정답 ③

9 Romana Acta Diurna에 대한 내용으로 맞는 것은?

① 담석증 통증이론이다.　　　　② 최초의 의학잡지이다.

③ 천연두와 홍진에 대한 잡지이다.　④ 사망률에 대한 보고서이다.

⑤ 시체해부를 허가하는 칙령이다.

정답 ②

10 중세 설립되어 현존하는 병원은?

① St.Bartholomew's Hospital　　② Pennsylvania Hospital

③ New York Hospital　　　　④ Messachussetts General Hospital

⑤ St.mary's Hospital

정답 ①

11 Avicenna에 대한 내용으로 올바른 것은?

① 천연두와 홍진에 대한 연구　　② 최초 실존의사

③ 최초 순회의사　　　　　　④ Hospital 이라는 용어 최초 사용

⑤ 인체해부학 연구

해설 • 천연두와 홍진 – Rhazes
• 최초 실존 의사 – Imhotep
• Hospital이라는 용어 최초 사용 – Jerome
• 인체 해부학 연구 – Andreas Vesalius

정답 ③

12 Andreas Vesalius에 대한 내용 중 틀린 것은?

① 인체해부학을 연구하였다.

② 최초 순회의사였다.

③ Fabrica 라는 해부학 책을 저술하였다.

④ 최초 의학교육을 하였다.

⑤ 대학의 해부학 교수가 되어 후학을 양성하였다.

정답 ②

13 사망일람표를 발표한 사람은?

① Aesculapius ② Galen

③ Rhazes ④ Andreas Vesalius

⑤ Captain John Graunt

> **해설** · Aesculapius – 그리스의 대표적 명의
> · Galen – 동맥기능에 대한 정의
> · Rhazes – 천연두와 홍진에 대한 연구
> · Andreas Vesalius – 인체해부학
> **정답** ⑤

14 최초의 법인체 병원으로서 환자명 색인을 한 병원은?

① St.Bartholomew's Hospital ② Pennsylvania Hospital

③ New York Hospital ④ Messachussetts General Hospital

⑤ St.mary's Hospital

> **정답** ②

15 Grace Whiting Myers에 대한 내용으로 틀린 것은?

① Messachussetts General Hospita에서 근무하였다.

② 최초의 의무기록사서였다.

③ 북미주 의무기록사서 협회장이었다.

④ 미국 의무기록사 협회의 명예회장을 역임하였다.

⑤ 최초의 질병 색인을 하였다.

> **정답** ⑤

16 JCAHO의 구성인이 아닌 것은?

① 미국의학협회 ② 미국 병원협회

③ 미국 의사회 ④ 미국 내과협회

⑤ 미국 치과의사회

> **해설** 미국 내과협회가 아니라 미국 외과학회이다.
> **정답** ④

17 1913년 미국에서 창설된 외과학회에 대한 내용으로 틀린 것은?

① 외과 전문의 응시자 수술실적 평가를 하였다.

② 외과수술 중 대수술 50건의 사본과 초록을 제출하도록 요구하였다.

③ 1918년 병원 표준화 사업으로 의무기록은 양적, 질적인 면에서 꾸준히 향상하였다.

④ 1918년 병원 표준화 사업을 실시하였다.

⑤ 1952년 JCAHO로 병원표준화 심사업무를 이관하였다.

> **정답** ③

18 JCAHO에 대한 내용으로 틀린 것은?

① 병원표준화 사업의 심사업무를 하였다.

② 자발적인 인가형태이다.

③ 의료시설들의 인가 표준 적용을 지원하기 위하여 다양한 안내지, 뉴스레터, 정기간행물을 발간하였다.

④ 의료시설의 표준에 따르고 있으면 허가를 최대한 4년 간의 인가를 내준다.

⑤ JCAHO의 구성인은 미국의학협회, 미국 병원협회, 미국 외과학회, 미국 의사회, 미국 치과의사회로 구성되어 있다.

> **해설** · 인가는 최대 3년 간의 인가를 내준다.
> **정답** ④

19 북미주 의무기록사서협회에 대한 내용으로 틀린 것은?

① 초대회장에 Grace Whiting Myers가 선출되었다.

② 병원, 요양소 및 의료기관의 의무기록의 수준을 향상시키기 위하여 설립하였다.

③ 협회지를 발간하였다.

④ 의무기록 실무자들의 지위는 동등하였다.

⑤ 의무기록 실무자 간의 상호 정보 교환을 하였다.

> **해설** · 의무기록 실무자들의 지위는 향상되었다.
> **정답** ④

20 의무기록 실무자 교육을 위한 교육프로그램을 개설하여 병원부설 의무기록사 사서 교육과 정을 개설한 병원이 아닌 곳은?

① Rochester General Hospital

② Pennsylvania Hospital

③ St.Josep Hospital

④ Messachussetts General Hospital

⑤ St.mary's Hospital

 ②

21 DRG 지불방식은?

① 포괄 수가제   ② 행위료 수가제

③ 총액계약제   ④ 인두제

⑤ 일당 진료비 방식

 ①

보건의료정보관리학
필기시험문제집

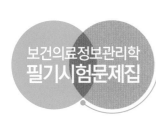 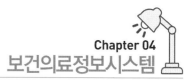

01 전자문서교환(EDI, Electronic Data Interchange)에 대한 설명으로 올바른 것은?

① 정보를 주고 받을때 표준화된 서식을 통하여 통신표준에 따라 교환하는 정보전달방식이다.

② 모바일로 현장에서 즉시 진료가 가능하도록 보건의료정보시스템과 연동하여 실시간으로 진료를 기록, 처방, 검사결과 등록, 임상정보를 등록하고 조회하는 시스템이다.

③ 정보통신기기와 의료장비가 결합하여 환자의 건강상태를 파악하고 의료진에게 건강정보를 제공하여 자신이 직접 건강관리를 할 수 있도록 도와준다.

④ 인터넷을 통한 원격진료를 할 수 있다.

⑤ ERP나 MIS와 같은 정보시스템에서 최고경영자나 임원 또는 관리자가 경영목적을 위하여 필요한 주요정보를 정확하고 신속하게 조회할 수 있는 정보시스템이다.

해설 ② 현장진료(Point Of Care)
③ 건강관리시스템(HS: Heathcare System)
④ e-Health
⑤ 경영자정보시스템(EIS: Executive Information System)

정답 ①

02 물류, 재무, 인사, 회계 등의 경영활동 프로세스들을 통합적으로 하나로 연계하여 관리해주는 시스템은?

① RIS

② LIS

③ ERP

④ PIS

⑤ HCS

해설 ① 방사선정보시스템(RIS: Radiology Information System)
② 검사정보시스템 (LIS: Laboratory Information System)
④ 약국정보시스템(PIS: Pharmacy Information System)
⑤ 가정간호시스템(HCS: Home Care System)

정답 ③

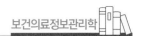

03 임상의사결정지원시스템(CDSS; Clinical Decision Support Syste)에 대한 내용이 올바른 것은?

① 환자의 개인식별, 인구학적 데이터를 수집하고 저장하는 시스템
② 대량의 데이터를 분석하여 의사결정에 필요한 지식을 추출하여 조직의 의사결정을 지원하는 시스템
③ 의료의 모든 분야에 진단, 치료 등에 접목될 수 있는 솔루션으로 임상의사 결정 작업에 도움을 주기 위한 시스템
④ 병원과 병원환자들과의 관계를 관리
⑤ 경영관리를 위하여 기업내 생산, 물류, 재무, 인사, 회계 등의 경영활동 프로세스들을 통합적으로 연계하여 관리해주는 시스템

> **정답** ③

04 네트워크형 데이터베이스에 대한 설명으로 올바른 것은?

① 개체와 개체 관계를 그물처럼 연결하는 데이터모델이다.
② 개체를 행과 열로 구성된 테이블로 표현했다.
③ 계층에 따라 데이터 구조를 표현하고 객체들을 생성한다.
④ 트리구조로 연결된 데이터베이스이다.
⑤ 개체가 가질수 있는 정보를 가진 개체이다.

> **해설** ② 관계형 데이터베이스, ③ 객체지향형 데이터베이스, ④ 계층형 데이터베이스
> **정답** ①

05 객체지향형 데이터베이스에 대한 설명으로 올바른 것은?

① 개체와 개체 관계를 그물처럼 연결하는 데이터모델이다.
② 개체를 행과 열로 구성된 테이블로 표현했다.
③ 계층에 따라 데이터 구조를 표현하고 객체들을 생성한다.
④ 트리구조로 연결된 데이터베이스이다.
⑤ 개체가 가질수 있는 정보를 가진 개체이다.

> **정답** ③

06 입퇴원등록시스템(ADT; Admission Discharge Transfer) 에 대한 내용이 올바른 것은?

① 환자의 개인식별, 인구학적 데이터를 수집하고 저장하는 시스템

② 대량의 데이터를 분석하여 의사결정에 필요한 지식을 추출하여 조직의 의사결정을 지원하는 시스템

③ 의료의 모든 분야에 진단, 치료 등에 접목될 수 있는 솔루션으로 임상의사 결정 작업에 도움을 주기 위한 시스템

④ 병원과 병원환자들과의 관계를 관리

⑤ 경영관리를 위하여 기업내 생산, 물류, 재무, 인사, 회계 등의 경영활동 프로세스들을 통합적으로 연계하여 관리해주는 시스템

해설 ② 의사결정지원시스템(DSS; Decision Support System)
③ 임상의사결정지원시스템(CDSS; Clinical Decision Support Syste)
④ 고객관리시스템(CRM; Customer Relationship Management)
⑤ 전사적자원관리(ERP; Enterprise Resources Planning)

정답 ①

07 보건의료정보시스템을 구축하는 단계가 맞는 것은?

① 조사분석 → 시행계획 수립 → 계획전개 → 시행평가

② 조사분석 → 계획전개 → 시행계획수립 → 시행평가

③ 조사분석 → 시행평가 → 계획전개 → 시행계획 수립

④ 시행계획수립 → 시행평가 → 조사분석 → 계획전개

⑤ 계획전개 → 시행계획수립 → 조사분석 → 시행평가

정답 ①

08 KEY에 대한 설명으로 맞는 것은?

① 테이블 간의 상관관계를 표로 나타낸 것

② 테이블을 식별할 수 있는 유일한 값

③ 데이터 간의 연관관계를 표로 나타낸 것

④ 개체의 특성

⑤ 중복된 값이 들어갈 수 있는 표

정답 ②

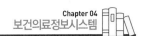

09 ERD(Entity Relationship Diagram)에 대한 용어 설명으로 올바른 것은?

① 같은 클래스에 속하는 개개의 객체

② 정보를 가지고 있는 사람이나 사물, 사건, 개념으로 정보를 가지고 있는 개체

③ 개체가 가질 수 있는 세부특성

④ 테이블 간의 상관관계를 도식화한 것

⑤ 엔티티 간의 연관관계를 표현한 것

해설 ① 인스턴스(Instance), ② 엔티티(Entity), ③ 속성(Attribute), ④ 관계(Relationship)
정답 ⑤

10 중역정보시스템(ES; Experts System)에 대한 내용으로 올바른 것은?

① 자재구입, 주문판매, 영수증 발행 등 거래 데이터가 발생할 때마다 송수신 하는 시스템이다.

② 의사결정을 쉽게 할 수 있도록 데이터를 분석하는 시스템이다.

③ 최고경영자 또는 중역들이 경영기능을 수행하고 경영목적을 달성하는데 필요한 조직 내 외부 주요정보를 신속 정확하게 조회하는 시스템이다.

④ 모든 임상 의료인에 의하여 사용될 수 있는 정보시스템으로 전달받은 처방자료를 각종 검사장비와 연동하여 검사결과가 자동으로 입력되고 통보되는 시스템을 말한다.

⑤ 투약, 처방이 간호부서 및 진료부서에 전달되어 전달된 진료비를 정산하고 수납하는 시스템이다.

해설 ① 거래처리시스템, ② 의사결정시스템, ④ 임상정보시스템, ⑤ 처방전
정답 ③

11 의사결정에 필요한 데이터를 미리 추출, 원하는 형태로 변환하여 읽기 전용만 가능한 데이터 저장소를 무엇이라고 하는가?

① 데이터웨어하우스   ② 뷰(View)

③ 데이터마이닝   ④ 데이터쉐어링

⑤ 데이터랩

정답 ①

12 HIS(Hospital Information System)의 기대효과 내용이 아닌 것은?

① 환자들의 대기시간을 단축한다.

② 행정부서들 간의 의사소통이 원활해지고 업무 중복이 증가된다.

③ 의료소모품 재고관리가 근무 스케줄 및 근무계획으로 인력배치가 가능하게 된다.

④ 축적된 데이터베이스를 이용하여 경영정보 분석이 가능해진다.

⑤ 정확한 자원관리로 병원 수익성이 증대된다.

해설 행정부서들 간의 의사소통이 원활해지고 업무 중복이 감소한다.

정답 ②

13 온라인트랜잭션(Online Tranction Processing) 처리로 데이터를 관리하는 방법은?

① 데이터웨어하우스 ② 뷰(View)

③ 데이터마이닝 ④ 데이터쉐어링

⑤ 데이터랩

해설 • 데이터웨어하우스는 의사결정에 필요한 데이터를 미리 추출하여 원하는 형태로 변환하여 놓은 읽기 전용의 데이터의 저장소로 추가.수정.삭제가 안되는 읽기 전용의 데이터를 유지한다
• View – 데이터를 추출하여 보여 줌
• 데이터마이닝 – 데이터 속에서 유도된 새로운 데이터 모델을 발견하여 실행 가능한 정보를 추출해내고 의사 결정에 이용하는 과정
• 데이터쉐어링 – 데이터 나눠쓰기

정답 ①

14 정보에 대한 용어설명으로 올바른 것은?

① 어떠한 결과로 얻은 수치나 값 등을 기호, 문자, 숫자로 표현한 것이다.

② 데이터를 가지고 어떤 상황에 도움이 될 수 있는 형태로 정리한 지식이다.

③ 업무를 처리하기 위하여 필요한 처리과정을 어떤 규정이나 법칙에 따라 체계화 한 것이다.

④ 데이터를 안전하게 구조적으로 관리하는 것이다.

⑤ 프로그래머들이 개발한 소프트웨어이다.

정답 ②

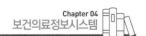
15 다음 중 검사정보시스템(LIS; Laboratory Information System)에 대한 내용이 올바른 것은?

① CT, MRI, PET, 내시경, 초음파 등 영상의학진단 장비를 이용하여 환자의 진료를 지원하는 시스템이다.

② 의사의 검사처방에 따른 대상 환자의 접수 및 진료지원 업무를 수행하고 검사한 후의 결과를 입력해주는 시스템이다.

③ 영상획득부분은 DICOM으로 표준화하여 CT, MRI, PET 등의 방사선 결과를 디지털 이미지로 변환하여 저장하는 시스템이다.

④ 원내 및 원외처방, 조제 투약을 수행하는 의료진이 사용하는 시스템이다.

⑤ 가정전문간호사가 가정을 방문하여 직접적인 도움을 주어 건강관리 및 유지 증진을 위하여 제공하는 포괄적인 건강관리서비스이다.

정답 ②

16 생물학적 측정을 자동으로 모니터링 하는 시스템은?

① NIS   ② MS

③ EMR   ④ OCS

⑤ LIS

해설 • NIS(Nursing Information System 간호정보시스템)
• MS(Monitor System 모니터링 시스템)
• EMR(ElectronicMediclal Record 전자의무기록)
• OCS(Order Communication System 처방전달시스템)
• LIS(Laboratory Information System 검사정보시스템)
정답 ②

17 데이터베이스의 특징 중 독립성에 대한 내용으로 올바른 것은?

① 처음부터 한결같은 성질이다.

② 정확한 데이터가 유지되고 있음을 보장하는 것이다.

③ 데이터의 저장위치가 변하더라도 영향이 없는 것이다.

④ 권한에 따른 접근성을 의미한다.

⑤ 모두 이해할 수 있도록 표준화한 것이다.

해설 ① 일관성, ② 무결성, ④ 보장성, ⑤ 표준화
정답 ③

18 처방전달시스템(OCS; Order Communication System)에 대한 내용으로 올바른 것은?

① 자재구입, 주문판매, 영수증 발행 등 거래 데이터가 발생할 때마다 송수신 하는 시스템이다.

② 의사결정을 쉽게 할 수 있도록 데이터를 분석하는 시스템이다.

③ 최고경영자 또는 중역들이 경영기능을 수행하고 경영목적을 달성하는데 필요한 조직 내외부 주요정보를 신속 정확하게 조회하는 시스템이다.

④ 모든 임상 의료인에 의하여 사용될 수 있는 정보시스템으로 전달받은 처방자료를 각종 검사장비와 연동하여 검사결과가 자동으로 입력되고 통보되는 시스템을 말한다.

⑤ 투약, 처방이 간호부서 및 진료부서에 전달되어 전달된 진료비를 정산하고 수납하는 시스템이다.

정답 ⑤

19 e-Health 에 대한 설명으로 올바른 것은?

① 정보를 주고 받을때 표준화된 서식을 통하여 통신표준에 따라 교환하는 정보전달방식이다.

② 모바일로 현장에서 즉시 진료가 가능하도록 보건의료정보시스템과 연동하여 실시간으로 진료를 기록, 처방, 검사결과 등록, 임상정보를 등록하고 조회하는 시스템이다.

③ 정보통신기기와 의료장비가 결합하여 환자의 건강상태를 파악, 의료진에게 건강정보를 제공하여 자신이 직접 건강관리를 할 수 있도록 도와준다.

④ 인터넷을 통한 원격진료를 할 수 있다.

⑤ ERP나 MIS와 같은 정보시스템에서 최고경영자나 임원 또는 관리자가 경영목적을 위하여 필요한 주요정보를 정확하고 신속하게 조회할 수 있는 정보시스템이다.

해설 ① 전자문서교환(EDI; Electronic Data Interchange)
② 현장진료(Point Of Care)
③ 건강관리시스템(HS; Heathcare System)
④ e-Health
⑤ 경영자정보시스템(EIS; Executive Information System)

정답 ④

20 엔티티(Entity)에 대한 용어 설명으로 올바른 것은?

① 같은 클래스에 속하는 개개의 객체

② 정보를 가지고 있는 사람이나 사물, 사건, 개념으로 정보를 가지고 있는 개체

③ 개체가 가질 수 있는 세부특성

④ 테이블 간의 상관관계를 도식화한 것

⑤ 엔티티 간의 연관관계를 표현한 것

> **해설** ① 인스턴스에(Instance)
> ③ 속성(Attribute)
> ④ 관계(Relationship)
> ⑤ 개체관계 다이어그램(Entity Relationship Diagram)
>
> **정답** ②

21 경영정보시스템(MIS; Management Information System)에 대한 설명으로 틀린 것은?

① 운영정보시스템과 관리정보시스템으로 나뉜다.

② 운영정보시스템에는 의사결정시스템과 사무자동화가 있다.

③ 원무관리에서 생성되는 자료와 일반관리에서 생성되는 자료를 분석한다.

④ 병원경영을 위한 각종 통계정보를 생성하여 병원경영에 합리적인 의사결정을 지원한다.

⑤ 관리정보시스템에는 의사결정시스템과 중역정보시스템이 있다.

> **해설** 운영정보시스템에는 거래처리시스템과 사무자동화가 있다.
>
> **정답** ②

22 데이터베이스의 특징 중 무결성에 대한 내용으로 올바른 것은?

① 처음부터 한결같은 성질이다.

② 정확한 데이터가 유지되고 있음을 보장하는 것이다.

③ 데이터의 저장위치가 변하더라도 영향이 없는 것이다.

④ 권한에 따른 접근성을 의미한다.

⑤ 모두 이해할 수 있도록 표준화한 것이다.

> **해설** ① 일관성, ③ 독립성, ④ 보장성, ⑤ 표준화
>
> **정답** ②

23 거래처리시스템에(TPS Transaction Processing System) 대한 내용으로 올바른 것은?

① 자재구입, 주문판매, 영수증 발행 등 거래 데이터가 발생할 때마다 송수신 하는 시스템이다.

② 의사결정을 쉽게 할 수 있도록 데이터를 분석하는 시스템이다.

③ 최고경영자 또는 중역들이 경영기능을 수행하고 경영목적을 달성하는데 필요한 조직 내외부 주요정보를 신속 정확하게 조회하는 시스템이다.

④ 모든 임상 의료인에 의하여 사용될 수 있는 정보시스템으로 전달받은 처방자료를 각종 검사장비와 연동하여 검사결과가 자동으로 입력되고 통보되는 시스템을 말한다.

⑤ 투약, 처방이 간호부서 및 진료부서에 전달되어 전달된 진료비를 정산하고 수납하는 시스템이다.

해설 ② 의사결정시스템. ③ 중역정보시스템. ③ 임상정보시스템 ⑤ 처방전달시스템
정답 ①

24 시스템에 대한 용어 설명으로 올바른 것은?

① 어떠한 결과로 얻은 수치나 값 등을 기호, 문자, 숫자로 표현한 것이다.

② 데이터를 가지고 어떤 상황에 도움이 될 수 있는 형태로 정리한 지식이다.

③ 업무를 처리하기 위하여 필요한 처리과정을 어떤 규정이나 법칙에 따라 체계화한 것이다.

④ 데이터를 안전하게 구조적으로 관리하는 것이다.

⑤ 프로그래머들이 개발한 소프트웨어이다.

정답 ③

25 조사분석단계에서 보고서를 작성하는데 기반이 되는 것은?

① 업무의 순서도   ② 제안서

③ 업무지침서   ④ 업무분석서

⑤ 조직표

정답 ①

26 관계(Relationship) 에 대한 용어 설명으로 올바른 것은?

① 같은 클래스에 속하는 개개의 객체
② 정보를 가지고 있는 사람이나 사물, 사건, 개념으로 정보를 가지고 있는 개체
③ 개체가 가질 수 있는 세부특성
④ 테이블 간의 상관관계를 도식화한 것
⑤ 엔티티 간의 연관관계를 표현한 것

정답 ④

27 데이터베이스에 대한 설명으로 올바른 것은?

① 어떠한 결과로 얻은 수치나 값 등을 기호, 문자, 숫자로 표현한 것이다.
② 데이터를 가지고 어떤 상황에 도움이 될 수 있는 형태로 정리한 지식이다.
③ 업무를 처리하기 위하여 필요한 처리과정을 어떤 규정이나 법칙에 따라 체계화
한 것이다.
④ 데이터를 안전하게 구조적으로 관리하는 것이다.
⑤ 프로그래머들이 개발한 소프트웨어이다.

정답 ④

28 다음 중 PACS(Picture Archiving And Communication System)에 대한 내용이 올바른
것은?

① CT, MRI, PET, 내시경, 초음파 등 영상의학진단 장비를 이용하여 환자의 진료
를 지원하는 시스템이다.
② 검사처방에 따라 의사의 검사처방에 따른 대상 환자의 접수 및 진료지원 업무
를 수행하고 검사한 후 결과를 입력해주는 시스템이다.
③ 영상획득부분은 DICOM으로 표준화하여 CT, MRI, PET 등의 방사선 결과를
디지털 이미지로 변환하여 저장하는 시스템이다.
④ 원내 및 원외처방, 조제 투약을 수행하는 의료진이 사용하는 시스템이다.
⑤ 가정전문간호사가 가정을 방문하여 직접적인 도움을 주어 건강관리 및 유지 증
진을 위하여 제공하는 포괄적인 건강관리서비스이다.

해설 ① 방사선정보시스템. ② 검사정보시스템. ④ 약국정보시스템. ⑤ 가정간호시스템
정답 ③

29 의사결정지원시스템(DSS; Decision Support System) 에 대한 내용이 올바른 것은?

① 환자의 개인식별, 인구학적 데이터를 수집하고 저장하는 시스템이다.

② 대량의 데이터를 분석하여 의사결정에 필요한 지식을 추출하여 조직의 의사결정을 지원하는 시스템이다.

③ 의료의 모든 분야에 진단, 치료 등에 접목될 수 있는 솔루션으로 임상의사 결정작업에 도움을 주기 위한 시스템이다.

④ 병원과 병원환자들과의 관계를 관리해주는 것이다.

⑤ 경영관리를 위하여 기업내 생산, 물류, 재무, 인사, 회계 등의 경영활동 프로세스들을 통합적으로 연계하여 관리해주는 시스템이다.

 해설 ① 입퇴원등록시스템(ADT; Admission Discharge Transfer)
③ 임상의사결정지원시스템(CDSS; Clinical Decision Support Syste)
④ 고객관리시스템(CRM; Customer Relationship Management)
⑤ 전사적자원관리(ERP; Enterprise Resources Planning)

정답 ②

30 현장진료(Point Of Care)에 대한 설명으로 올바른 것은?

① 정보를 주고 받을때 표준화된 서식을 통하여 통신표준에 따라 교환하는 정보전달방식이다.

② 모바일로 현장에서 즉시 진료가 가능하도록 보건의료정보시스템과 연동하여 실시간으로 진료를 기록, 처방, 검사결과 등록, 임상정보를 등록하고 조회하는 시스템이다.

③ 정보통신기기와 의료장비가 결합하여 환자의 건강상태를 파악하여 의료진에게 건강정보를 제공하여 자신이 직접 건강관리를 할 수 있도록 도와준다.

④ 인터넷을 통한 원격진료를 할 수 있다.

⑤ ERP나 MIS와 같은 정보시스템에서 최고경영자나 임원 또는 관리자가 경영목적을 위하여 필요한 주요정보를 정확하고 신속하게 조회할 수 있는 정보시스템이다.

 해설 ① EDI; Electronic Data Interchange
③ HS; Heathcare System
④ e-Health
⑤ EIS; Executive Information System

정답 ②

31 임상정보시스템(Clinical Information System)에 대한 내용으로 올바른 것은?

① 자재구입, 주문판매, 영수증 발행 등 거래 데이터가 발생할 때마다 송수신 하는 시스템이다.

② 의사결정을 쉽게 할 수 있도록 데이터를 분석하는 시스템이다.

③ 최고경영자 또는 중역들이 경영기능을 수행하고 경영목적을 달성하는데 필요한 조직 내외부 주요정보를 신속 정확하게 조회하는 시스템이다.

④ 모든 임상 의료인에 의하여 사용될 수 있는 정보시스템으로 전달받은 처방자료를 각종 검사장비와 연동하여 검사결과가 자동으로 입력되고 통보되는 시스템을 말한다.

⑤ 투약, 처방이 간호부서 및 진료부서에 전달되어 전달된 진료비를 정산하고 수납하는 시스템이다.

정답 ④

32 신규고객 획득, 우수고객 유치, 고객가치 증진, 잠재고객 활성화, 평생 고객화를 위하여 노력하는 시스템은?

① RIS

② LIS

③ CRM

④ PIS

⑤ HCS

정답 ③

33 인스턴스에(Instance) 대한 용어 설명으로 올바른 것은?

① 같은 클래스에 속하는 개개의 객체

② 정보를 가지고 있는 사람이나 사물, 사건, 개념으로 정보를 가지고 있는 개체

③ 개체가 가질 수 있는 세부특성

④ 테이블 간의 상관관계를 도식화한 것

⑤ 엔티티 간의 연관관계를 표현한 것

해설 ② 엔티티(Entity)
③ 속성(Attribute)
④ 관계(Relationship)
⑤ 개체관계 다이어그램(ERD: Entity Relationship Diagram)

정답 ①

34 NIS(Nursing Information System)에 대한 내용이 틀린 것은?

① 간호활동에서 발생하는 다양한 정보를 기본으로 기록한다.

② 간호전달체계의 관리를 할 수 있다.

③ 의사와 간호사 및 진료지원 부서와의 원활한 의사소통이 가능해졌다.

④ 간호서비스 만족도가 증가했으며 직원채용이 어려워졌다.

⑤ 기록 누락이 감소되고 환자 간호의 질이 향상되고 투약사고가 감소되었다.

> **해설** · 간호서비스 만족도가 증가했으며 직원채용이 용이하였다.
> **정답** ④

35 속성(Attribute)에 대한 용어 설명으로 올바른 것은?

① 같은 클래스에 속하는 개개의 객체

② 정보를 가지고 있는 사람이나 사물, 사건, 개념으로 정보를 가지고 있는 개체

③ 개체가 가질 수 있는 세부특성

④ 테이블 간의 상관관계를 도식화한 것

⑤ 엔티티 간의 연관관계를 표현한 것

> **정답** ③

36 다음 중 방사선정보시스템(RIS; Radiology Information System)에 대한 내용이 올바른 것은?

① CT, MRI, PET, 내시경, 초음파 등 영상의학진단 장비를 이용하여 환자의 진료를 지원하는 시스템이다.

② 검사처방에 따라 의사의 검사처방에 따른 대상 환자의 접수 및 진료지원 업무를 수행하고 검사한 후 결과를 입력해주는 시스템이다.

③ 영상획득 부분은 DICOM으로 표준화하여 CT, MRI, PET 등의 방사선 결과를 디지털 이미지로 변환하여 저장하는 시스템이다.

④ 원내 및 원외처방, 조제 투약을 수행하는 의료진이 사용하는 시스템이다.

⑤ 가정전문간호사가 가정을 방문하여 직접적인 도움을 주어 건강관리 및 유지 증진을 위하여 제공하는 포괄적인 건강관리서비스이다.

> **정답** ①

37 관계형 데이터베이스에 대한 설명으로 올바른 것은?

① 개체와 개체관계를 그물처럼 연결하는 데이터모델이다.

② 개체를 행과 열로 구성된 테이블로 표현을 했다.

③ 계층에 따라 데이터 구조를 표현하고 객체들을 생성한다.

④ 트리구조로 연결된 데이터베이스이다.

⑤ 개체가 가질수 있는 정보를 가진 개체이다.

정답 ②

38 고객관리시스템(CRM; Customer Relationship Management)에 대한 내용이 올바른 것은?

① 환자의 개인식별, 인구학적 데이터를 수집하고 저장하는 시스템이다.

② 대량의 데이터를 분석하여 의사결정에 필요한 지식을 추출하여 조직의 의사결정을 지원하는 시스템이다.

③ 의료의 모든 분야에 진단, 치료 등에 접목될 수 있는 솔루션으로 임상의사 결정 작업에 도움을 주기 위한 시스템이다.

④ 병원과 병원환자들과의 관계를 관리해주는 것이다.

⑤ 경영관리를 위하여 기업내 생산, 물류, 재무, 인사, 회계 등의 경영활동 프로세스들을 통합적으로 하나로 연계하여 관리해주는 시스템이다.

정답 ④

39 퇴원요약, 수술기록, 입원기록, 경과기록, 간호기록, 방사선 등 네트워크 환경에서 의무기록 정보를 검색할 수 있는 시스템은?

① NIS ② MS

③ EMR ④ OCS

⑤ LIS

 해설 · NIS(Nursing Information System 간호정보시스템)
· MS(Monitor System 모니터링 시스템)
· EMR(Electronic Mediclal Record 전자의무기록)
· OCS(Order Communication System 처방전달시스템)
· LIS(Laboratory Information System 검사정보시스템)

정답 ③

40 계층형 데이터베이스에 대한 설명으로 올바른 것은?

① 개체와 개체관계를 그물처럼 연결하는 데이터모델이다.

② 개체를 행과 열로 구성된 테이블로 표현을 했다.

③ 계층에 따라 데이터 구조를 표현하고 객체들을 생성한다.

④ 트리구조로 연결된 데이터베이스이다.

⑤ 개체가 가질수 있는 정보를 가진 개체이다.

해설 ① 네트워크형 데이터베이스 ② 관계형 데이터베이스 ③ 객체지향형 데이터베이스
정답 ④

41 데이터에 대한 용어설명으로 올바른 것은?

① 어떠한 결과로 얻은 수치나 값 등을 기호, 문자, 숫자로 표현한 것이다.

② 데이터를 가지고 어떤 상황에 도움이 될 수 있는 형태로 정리한 지식이다.

③ 업무를 처리하기 위하여 필요한 처리과정을 어떤 규정이나 법칙에 따라 체계화한 것이다.

④ 데이터를 안전하게 구조적으로 관리하는 것이다.

⑤ 프로그래머들이 개발한 소프트웨어이다.

정답 ①

42 응용프로그램에 대한 용어 설명으로 올바른 것은?

① 어떠한 결과로 얻은 수치나 값 등을 기호, 문자, 숫자로 표현한 것이다.

② 데이터를 가지고 어떤 상황에 도움이 될 수 있는 형태로 정리한 지식이다.

③ 업무를 처리하기 위하여 필요한 처리과정을 어떤 규정이나 법칙에 따라 체계화한 것이다.

④ 데이터를 안전하게 구조적으로 관리하는 것이다.

⑤ 프로그래머들이 개발한 소프트웨어이다.

정답 ⑤

43 경영자정보시스템(EIS; Executive Information System)에 대한 설명으로 올바른 것은?

① 정보를 주고 받을때 표준화된 서식을 통하여 통신표준에 따라 교환하는 정보전달방식이다.

② 모바일로 현장에서 즉시 진료가 가능하도록 보건의료정보시스템과 연동하여 실시간으로 진료를 기록, 처방, 검사결과 등록, 임상정보를 등록하고 조회하는 시스템이다.

③ 정보통신기기와 의료장비가 결합하여 환자의 건강상태를 파악하여 의료진에게 건강정보를 제공하여 자신이 직접 건강관리를 할 수 있도록 도와준다.

④ 인터넷을 통한 원격진료를 할 수 있다.

⑤ ERP나 MIS와 같은 정보시스템에서 최고경영자나 임원 또는 관리자가 경영목적을 위하여 필요한 주요정보를 정확하고 신속하게 조회할 수 있는 정보시스템이다.

> **해설** ① 전자문서교환(EDI; Electronic Data Interchange)
> ② 현장진료(Point Of Care)
> ③ 건강관리시스템(HS; Heathcare System)
> ④ e-Health
> **정답** ⑤

44 다음 중 가정간호시스템(HCS; Home Care System)에 대한 내용이 올바른 것은?

① CT, MRI, PET, 내시경, 초음파 등 영상의학진단 장비를 이용하여 환자의 진료를 지원하는 시스템이다.

② 검사처방에 따라 의사의 검사처방에 따른 대상 환자의 접수 및 진료지원 업무를 수행하고 검사한 후 결과를 입력해주는 시스템이다.

③ 영상획득 부분은 DICOM으로 표준화하여 CT, MRI, PET 등의 방사선 결과를 디지털 이미지로 변환하여 저장하는 시스템이다.

④ 원내 및 원외처방, 조제 투약을 수행하는 의료진이 사용하는 시스템이다.

⑤ 가정전문간호사가 가정을 방문하여 직접적인 도움을 주어 건강관리 및 유지 증진을 위하여 제공하는 포괄적인 건강관리서비스이다.

> **해설** ① 방사선정보시스템(RIS; Radiology Information System)
> ② LIS(Laboratory Information System)
> ③ PACS(Picture Archiving And Communication System)
> ④ 약국정보시스템(PIS; Pharmacy Information System)
> **정답** ⑤

45 건강관리시스템(HS; Heathcare System)에 대한 설명으로 올바른 것은?

① 정보를 주고 받을때 표준화된 서식을 통하여 통신표준에 따라 교환하는 정보전달방식이다.

② 모바일로 현장에서 즉시 진료가 가능하도록 보건의료정보시스템과 연동하여 실시간으로 진료를 기록, 처방, 검사결과 등록, 임상정보를 등록하고 조회하는 시스템이다.

③ 정보통신기기와 의료장비가 결합하여 환자의 건강상태를 파악, 의료진에게 건강정보를 제공하여 자신이 직접 건강관리를 할 수 있도록 도와준다.

④ 인터넷을 통한 원격진료를 할 수 있다.

⑤ ERP나 MIS와 같은 정보시스템에서 최고경영자나 임원 또는 관리자가 경영목적을 위하여 필요한 주요정보를 정확하고 신속하게 조회할 수 있는 정보시스템이다.

정답 ③

46 가정간호시스템(HCS; Home Care System)의 기대효과가 아닌 것은?

① 국민의료비 절감　　　　　② 재원기간 단축

③ 병상회전율 낮아짐　　　　④ 보건의료자원의 효율적 이용

⑤ 가게 부담이 감소

해설 재원기간 단축으로 병상회전율이 높아진다.

정답 ③

47 PACS(Picture Archiving And Communication System)의 기대효과의 내용이 아닌 것은?

① 필름소비가 급격히 줄었다.

② 공기오염이 늘어난다.

③ 관리비와 인건비가 절약되었다.

④ 최근 영상 및 과거 영상을 단시간 내에 조회할 수 있다.

⑤ 타 병원과의 정보교환이 쉽고 영구적인 보관이 가능하다.

해설 공기오염이 줄어든다.

정답 ②

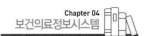

48 전사적자원관리(ERP; Enterprise Resources Planning)에 대한 내용으로 올바른 것은?

① 환자의 개인식별, 인구학적 데이터를 수집하고 저장하는 시스템

② 대량의 데이터를 분석하여 의사결정에 필요한 지식을 추출하여 조직의 의사결정을 지원하는 시스템이다.

③ 의료의 모든 분야에 진단, 치료 등에 접목될 수 있는 솔루션으로 임상의사 결정 작업에 도움을 주기 위한 시스템이다.

④ 병원과 병원환자들과의 관계를 관리해주는 것이다.

⑤ 경영관리를 위하여 기업내 생산, 물류, 재무, 인사, 회계 등의 경영활동 프로세스들을 통합적으로 하나로 연계하여 관리해주는 시스템

 ① 입퇴원등록시스템(ADT; Admission Discharge Transfer)
② 의사결정지원시스템(DSS; Decision Support System)
③ 임상의사결정지원시스템(CDSS; Clinical Decision Support Syste)
④ 고객관리시스템(CRM; Customer Relationship Management)

정답 ⑤

정답

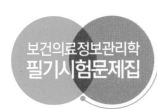
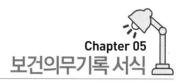
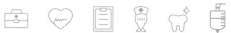
01 Eckerson이 제시한 데이터 질에 대한 내용으로 틀린 것은?

① 정확성　　　　　　　　② 타당성

③ 완전성　　　　　　　　④ 정밀성

⑤ 적시성

 정밀성은 미국보건관리협의의 데이터 질 관리 모형이다.

정답 ④

02 다음 중 의무기록이 환자와 의사에게 주는 가치로 틀린 내용은?

① 일관성 있는 양질의 의료를 제공받을 수 있다.

② 법적인 문제가 관련되었을 때 참고자료가 된다.

③ 진료비 산정의 근거자료가 된다.

④ 진료받은 후 기록된 의료서비스를 확인할 수 있다.

⑤ 다른 환자를 치료하는데 도움이 된다.

 ③ 병원으로서의 가치

정답 ③

03 비밀보장의 문제가 발생할 수 있는 기록지는?

① 자료지향적 의무기록

② 문제지향식 의무기록

③ 목표지향적 의무기록

④ 자료지향적과 목표지향적 의무기록

⑤ 자료지향적과 문제지향식 의무기록

정답 ②

04 의무기록 서식을 확정하는 곳은?

① 병원장 ② 주치의

③ 보건의료부서장 ④ 이사회

⑤ 의료정보관리위원회

정답 ⑤

05 다음 중 문제지향식 의무기록에 대한 내용으로만 연결된 것은?

가. 자료의 출처가 같은 것끼리 기록한다.

나. 진료를 체계적이고 종합적으로 기록하여 환자에 관한 정보교환을 명확히 한다.

다. 환자에 관한 정보의 교환을 명확히 할 수 있다.

라. 같은 서식 내에서 날짜 순서로 철한다.

마. 목표로 삼는 건강상태로 회복할 수 있을 때까지 계획을 세운다.

바. 만성, 장기 치료를 하는 경우에 적합하다.

① 가, 나 ② 나, 다

③ 다, 라 ④ 마, 바

⑤ 가, 바

정답 ②

06 Apgar score에 대한 내용으로 틀린 것은?

① 출생시 체중을 체크한다.

② 출생시 심박수를 체크한다.

③ 출생시 호흡수를 체크한다.

④ 출생시 근육을 체크한다.

⑤ 출생시 반사력을 체크한다.

해설 Apgar score는 심박수, 호흡수, 근육, 반사력, 피부색을 체크한다.

정답 ①

07 분만예정일을 구할 때 기준이 되는 것은?

① menarche
② menopause
③ last menstrual period
④ ultimogeniture
⑤ abortion

> **해설** ① 초경, ② 폐경, ③ 최종월경기, ④ 최종임신, ⑤ 유산
> **정답** ③

08 필요한 영양소 공급이 불가능한 환자에게 subclavian vein에 유아는 jugular vein에 외과적 방법으로 카데터를 삽입하여 정맥 내로 영양을 투여하는 방법을 기록한 의무기록지는?

① 이송 기록지
② 호흡치료 기록지
③ 사회사업 기록지
④ 물리치료 기록지
⑤ 식이요법 기록지

> **정답** ⑤

09 산소가스 공급, 물리적 환기 등의 내용이 기록되는 기록지는?

① 이송 기록지
② 호흡치료 기록지
③ 사회사업 기록지
④ 물리치료 기록지
⑤ 검사 기록지

> **정답** ②

10 의무기록의 내용이 너무 많은 정보가 수록되며 중복된 정보를 기록하게 되어 의무기록에 대한 정보가 많아져 보관관리의 비용이 높아지고 교육과정이 필요한 기록지는?

① 자료지향적 의무기록
② 문제지향식 의무기록
③ 목표지향적 의무기록
④ 자료지향적과 목표지향적 의무기록
⑤ 자료지향적과 문제지향식 의무기록

> **정답** ②

11 퇴원 후 외래에서 환자진료를 하거나 타 병원으로 전원시킬경우 환자상태를 빠른 시간에 파악하기 위하여 사용되는 의무기록 서식은?

① 입퇴원기록지 ② 입원서약서

③ 퇴원요약지 ④ 단기간 입원기록지

⑤ 기간 중 병력기록지

 ①

12 병원 입원의 주 동기가 되었던 진단명은 무엇인가?

① 주진단명 ② 기본진단명

③ 입원진단명 ④ 수술 전 진단명

⑤ 임상진단명

해설 • 주진단명은 환자가 입원하여 모든 검사결과가 나온 후에 내려진 병원의 입원 주동기가 되었던 진단명이다.
• 기본진단명은 입원에서 퇴원까지 병원자원을 가장 많이 이용한 진단으로 생정통계자료나 임상연구 대상으로 보는 진단명이다.

정답 ①

13 의무기록 맨 앞에 철하며 Face Sheet라고 하는 기록지는?

① 입퇴원기록지 ② 입원서약서

③ 퇴원요약지 ④ 단기간 입원기록지

⑤ 기간 중 병력기록지

 ①

14 입원실 배정에 도움이 되며 의사가 임시로 판단한 진단명은 무엇인가?

① 주진단명 ② 기본진단명

③ 입원진단명 ④ 수술 전 진단명

⑤ 임상진단명

해설 • 환자가 입원, 검사, 진료, 치료를 필요로하는 질병상태라고 의사가 임시로 판단하고 진료를 제공하기 위한 방향을 제시한다.

정답 ③

15 통합적 경과기록지에 대한 설명으로 올바른 것은?

① 퇴원시 환자의 상태를 요약한 기록이다.

② 입원시 환자 상태나 입원이유 등을 요약하여 기록한다.

③ 담당의사가 바뀔 때 근무 담당자가 다음 교대근무자와 환자관리 업무를 교대하여 인수, 인계를 기록하는 것이다.

④ 환자 진료에 참가하는 의료팀이 모두 참가하여 작성하면서 의료진들 각자의 관찰이나 처치, 결과를 기록한다.

⑤ 주치의가 환자의 진단이나 치료에 필요한 내용에 대하여 지시한 내용을 의사의 서명 등을 함께 기록한다.

정답 ④

16 다음 중 물리치료 기록지와 호흡치료기록지에 대하여 틀린 내용은?

① 물리치료는 평가와 치료부분으로 나누어 기록된다.

② 응급소생법, 폐기능 검사결과에 대한 기록은 호흡치료기록지에 기록한다.

③ 육체적 기능회복을 위하여 초음파, 전기, 열을 이용한 요법의 기록은 물리치료 기록지에 기록한다.

④ 폐활량 측정, 폐기능 측정에 대하여 물리치료 기록지에 기록한다.

⑤ 호흡요법는 의사가 처방하고 치료사가 수행한다.

해설 ④ 호흡치료기록지에 기록한다.
정답 ④

17 산욕열에 대한 체온과 기간범위가 알맞는 것은?

① 39℃ 2회 상승, 분만 24시간 이후~ 분만 7일 이내

② 39℃ 1회 상승 분만 24시간 이후~분만 10일 이내

③ 39℃ 3회 상승 분만 24시간 이후~분만 14일 이내

④ 39℃ 2회 상승 분만 24시간 이후~분만 10일 이내

⑤ 38℃ 3회 상승 분만 24시간 이후~분만 7일 이내

정답 ④

18 병원 내에 발생되는 사건이나 사고에 대하여 기록을 하는 기록지는?

가. 경과기록지　　　　　　　　　나. 자료공개동의서

다. 간호기록지　　　　　　　　　라. 특수동의서

마. 투약기록지

① 가, 나　　　　　　　　　　　② 나, 다

③ 가, 다　　　　　　　　　　　④ 다, 라

⑤ 라, 마

해설 ・사고기록지의 내용은 경과기록지와 간호기록지에 기록이 된다.

정답 ③

19 부검을 실시한 경우 병원표준화 심사요강에서 요구하는 최종보고서 기간과 미 JACHO에서 요구하는 완전 부검보고서의 기간은?

① 90일, 60일　　　　　　　　　② 30일, 60일

③ 3일, 3일　　　　　　　　　　④ 60일, 30일

⑤ 6일, 9일

해설 ・우리나라 병원표준화 심사요강에서는 임시보고서는 3일, 최종보고서는 3개월, 미국 JACHO에서는 임시해 부학진단 3일, 완전한 부검보고서는 60일

정답 ①

20 출생기록지와 신생아신체조사에 대한 내용이 틀린 것은?

① 출생기록지는 신생아를 분만시킨 산과의사가 기록하고 서명한다.

② 출생기록지에 임신 중 질병, 합병증, 출산력, 산모의 혈액형 등의 산모기록도 기록한다.

③ 소아과 주치의가 신생아의 최초로 신체 검진을 실시한다.

④ 신생아 신체조사기록지에 양수막 파열상황, 태아위치 등 진통분만기록도 기록한다.

⑤ 신생아 신체조사기록지에 출생일, 시, 성별, 체중, 체온, 두부 상태 등을 기록한다.

해설 ④ 진통, 분만기록지에 작성한다.

정답 ④

21 다음 중 분만의 단계에 대한 내용으로 틀린 것은?

① 자궁경이 완전히 열린 후부터 태아의 분만까지는 1기에 해당된다.
② 태아의 분만부터 태반이 나오는 것은 3기에 해당된다.
③ 진통이 시작되어 자궁경이 완전히 열리게 되는 것은 제 1기에 해당된다.
④ 산후 6주까지를 산욕기라 한다.
⑤ 산욕기는 분만 4기에 해당된다.

해설 · 1기는 자궁구가 완전히 팽창되어 산도가 완성될 때까지의 기간이다.
정답 ①

22 체내에 방사선을 주입하여 검사하거나 환자의 혈액, 체액 등을 채취하여 검사한 결과를 24시간이내 기록하고 서명하는 기록지는?

① 병력기록지
② 치료방사선 기록지
③ 진단 방사선기록지
④ 핵의학검사지
⑤ 수술기록지

정답 ④

23 병리학적 진단명, 해부학적 진단명, 최종 진단명이 일치해야 하는 기록지는?

① 수술기록지
② 투약기록지
③ 회복실기록지
④ 간호기록지
⑤ 부검 보고서

해설 · 부검기록지는 법적대리인의 서명이 반드시 필요하다.
정답 ⑤

24 협진진료 대상이 아닌 것은?

① 범죄와 관련된 정신과적 의문이 있을 때
② 응급환자
③ 진단이 애매할 때
④ 환자나 보호자가 요구할 때
⑤ 내과적으로 외과적으로 위급할 때

정답 ②

25 문제지향식 의무기록 작성의 목적으로 틀린 것은?

① 환자 정보교환이 명확해진다.

② 법적 소송으로부터 보호하는 법적 근거자료로 제공된다.

③ 오랜 시간이 걸려 목표로 하는 건강상태에 도달을 위하여 경과, 과정 등이 되풀이되는 과정을 기록한다.

④ 환자 의무기록을 통한 진료 질의 지속적 평가가 가능해진다.

⑤ 환자 문제 해결을 위한 논리적인 접근방법으로 유도된다.

해설 오랜 시간이 걸려 목표로 하는 건강상태에 도달을 위하여 경과, 과정 등이 되풀이되는 과정을 기록하는 것은 목표지향식 의무기록이다.

정답 ③

26 수술기록지의 사본의 용도는?

① 내과전공의 시험 응시　　　　② 생정통계

③ 외과전공의 시험 응시　　　　④ 교육, 행정적인 목적

⑤ 의사들의 업무평가

정답 ③

27 수술실을 떠나 병동에 도착할 때까지를 기록하는 의무기록지는?

① 간호기록지　　　　　　　　② 마취기록지

③ 회복실기록지　　　　　　　④ 수술기록지

⑤ 투약기록지

정답 ③

28 다음 중 24시간 내 기록해야하는 기록지가 아닌 것은?

① 간호기록지　　　　　　　　② 병력기록지

③ 신체조사기록지　　　　　　④ 핵의학검사

⑤ 마취 전 기록지

해설 마취 전 기록지는 수술전 48시간 내에 작성한다.

정답 ⑤

29 다음 중 의무기록이 병원에게 주는 가치로 틀린 내용은?

① 의사들의 진료활동 및 능력을 평가하는 자료

② 전공의사 교육에 중요한 교육자료

③ 법적문제에서 증거자료

④ 의료인들의 의사소통을 위한 일차적인 도구가 된다.

⑤ 의학연구에 귀중한 가치를 부여하는 연구자료

해설 ④ 의사에게 주는 가치
정답 ④

30 의료의 질에 대한 법적 도의적 책임을 지는 자는?

① 병원장　　　　　　　　② 주치의

③ 보건의료부서장　　　　④ 이사회

⑤ 병원

정답 ④

31 전공의들의 전문의 시험응시 구비서류가 되는 의무기록 서식은?

① 입퇴원기록지　　　　　② 입원서약서

③ 퇴원요약지　　　　　　④ 단기간 입원기록지

⑤ 기간 중 병력기록지

정답 ③

32 환자의 상황변화, 치료나 처치에 대한 반응 등을 발생 순서대로 진료진들이 기록하는 의무기록지는?

① 의사기록지　　　　　　② 경과기록지

③ 단기간 입원기록지　　　④ 퇴원요약지

⑤ 기간 중 병력기록지

정답 ②

33 태반상태, 봉합, 진통제, 신생아에 관한 외형상태, 호흡 시작시간, 출생 후 눈처리에 대하여 기록하는 의무기록지는?

① 응급실기록지　　　　　　　　② 신생아기록지

③ 분만기록지　　　　　　　　　④ 산전 기록지

⑤ 수술기록지

해설 ▶ 분만기록지에 태위, 심박동, 자궁수축 등 분만까지의 내용이 기록된다.

정답 ▶ ③

34 문제지향식 의무기록에서 check-off-form을 이용하여 기록하는 곳은?

① 문제목록　　　　　　　　　　② 초기계획

③ 계획　　　　　　　　　　　　④ 경과기록

⑤ 기초자료

정답 ▶ ⑤

35 내원방법, 집, 직장, 사고현장, Ambulance 등 어디에서든지 동시에 의무기록이 시작이 되는 기록지는?

① 간호기록지　　　　　　　　　② 투약기록지

③ 응급실기록지　　　　　　　　④ 수술기록지

⑤ 수혈기록지

정답 ▶ ③

36 정형외과 의사나 신경과 의사의 판독이나 결과와 서명을 24시간 내 기록하는 기록지는?

① 뇌파검사기록지　　　　　　　② 심전도 기록지

③ 진단 방사선기록지　　　　　　④ 핵의학검사지

⑤ 근전도검사보고서

정답 ▶ ⑤

37 진료업무를 수행한 사실을 기록한 중요한 증거물로서 의사가 환자를 진단하고 치료하는 계획을 세울 때 도움이 되는 기록지는?

① 간호기록지   ② 병력기록지

③ 신체조사기록지   ④ 핵의학검사

⑤ 마취전기록지

정답 ①

38 분만예정일을 구하는 공식은?

① 최종월경일에 9개월 20일을 더한다.

② 최종월경일에 10개월을 더한다.

③ 최종월경일에 9개월 7일을 더한다.

④ 최종월경일에 9개월을 더한다.

⑤ 최종월경일에서 3을 빼준다.

정답 ③

39 병원에 치료받으러 올 때마다 새로운 번호를 부여하며 배열장을 100% 채울 수 있는 등록번호제도는?

① 일련번호제도   ② 단일번호제도

③ 일련 - 단일 혼합제도   ④ 사회보장번호제도

⑤ 가족번호제도

정답 ①

40 홀더, 봉투 앞면에 Box형으로 기록하는 의무기록은?

① 진단요약 색인기록지   ② 입원서약서

③ 퇴원요약지   ④ 단기간 입원기록지

⑤ 기간 중 병력기록지

정답 ①

41 다음 중 목표지향식 의무기록에 대한 내용으로만 연결된 것은?

> 가. 자료의 출처가 같은 것끼리 기록한다.
>
> 나. 진료를 체계적이고 종합적으로 기록하여 환자에 관한 정보교환을 명확히 한다.
>
> 다. 환자에 관한 정보의 교환을 명확히 할 수 있다.
>
> 라. 같은 서식 내에서 날짜 순서로 철한다.
>
> 마. 목표로 삼는 건강상태로 회복할 수 있을 때까지 계획을 세운다.
>
> 바. 만성, 장기 치료를 하는 경우에 적합하다.

① 가, 나   ② 나, 다

③ 다, 라   ④ 마, 바

⑤ 가, 바

정답 ④

42 다음 중 의료정보관리위원회에서 하는 일이 아닌 것은?

① 의무기록의 서식 제정

② 의료의 질관리

③ 의무기록 기재항목과 내용평가

④ 의료정보 유지 및 평가

⑤ 개인정보보호에 관한 사항

정답 ②

43 제 3지불자의 의무기록 사본 요청에 의하여 의무기록을 보내줄 때 입퇴원 서식 뒷면에 기재된 기록지는?

① 사고기록지   ② 자료공개동의서

③ 응급실기록지   ④ 특수동의서

⑤ 수혈기록지

해설 자료공개동의서에 환자가 서명해야 특정기관의 요청에 따라 의무기록 사본을 내보낼 수 있다.

정답 ②

44 제왕절개, 분만합병증, 산후 합병증인 경우 작성하는 기록지는?

① 퇴원요약지　　　　　　　　　② 분만기록지

③ 신생아기록지　　　　　　　　④ 산후기록지

⑤ 경과기록지

해설 정상분만 산모가 아닌 제왕절개, 분만합병증, 산후합병증인 경우 간단한 요약기록을 사용하지 않고 일반 퇴원
요약지를 이용하게 된다.

정답 ①

45 의무기록의 배열구역 확대에 대한 계획을 수립하기 어려운 등록번호 제도는?

① 일련번호제도　　　　　　　　② 단일번호제도

③ 일련 - 단일 혼합제도　　　　④ 사회보장번호제도

⑤ 발행연도에 따른 번호제도

정답 ④

46 자궁 수축의 정도, 자궁경 이완 정도의 상태, 태아 심박동을 관찰하여 기록하는 의무기록
지는?

① 응급실기록지　　　　　　　　② 신생아기록지

③ 분만기록지　　　　　　　　　④ 산전 기록지

⑤ 수술기록지

해설 분만기록지에 태위, 심박동, 자궁수축 등 분만까지의 내용이 기록된다.

정답 ③

47 TPR, BP, Wt, Fluid, I/O에 대한 내용을 1일 6회정도 기록하는 기록지는?

① 마취기록지　　　　　　　　　② 회복실기록지

③ 그래픽기록지　　　　　　　　④ 투약기록지

⑤ 수술기록지

해설 그래픽기록지에 TPR, BP, Wt, Fluid, I/O에 대한 내용을 1일 6회 기록하며 TPR Sheet라고도 한다.

정답 ③

48 법적 대리인의 서명이 필요한 기록지는?

① 수술기록지　　　　　　　② 병리검사보고서

③ 회복실기록지　　　　　　④ 간호기록지

⑤ 부검 승낙서

정답 ⑤

49 다음 중 자료지향적 의무기록에 대한 내용으로만 연결된 것은?

가. 자료의 출처가 같은 것끼리 기록한다.

나. 진료를 체계적이고 종합적으로 기록하여 환자에 관한 정보교환을 명확히 한다.

다. 환자에 관한 정보의 교환을 명확히 할 수 있다.

라. 같은 서식 내에서 날짜 순서로 철한다.

마. 목표로 삼는 건강상태로 회복할 수 있을 때까지 계획을 세운다.

바. 만성, 장기 치료를 하는 경우에 적합하다.

① 가, 나　　　　　　　　　② 나, 다

③ 다, 라　　　　　　　　　④ 마, 바

⑤ 가, 바

정답 ①

50 간호사에 의하여 완성되는 기록지가 아닌 것은?

① 그래프기록지

② 투약기록지

③ Flow Sheet

④ 수술기록과 회복실기록지

⑤ 조직검사보고서

정답 ⑤

51 병원에 처음 내원하면 부여 받은 번호를 평생 사용하여 진료의 계속성을 제공할수 있으며 수련 병원에서 교육효과를 높일 수 있는 등록번호 제도는?

① 일련번호제도　　　　　　② 단일번호제도

③ 일련-단일 혼합제도　　　　④ 사회보장번호제도

⑤ 가족번호제도

정답 ②

52 환자에게 연계성 있는 치료를 위하여 환자에게 제공된 내용을 기록하여 다른 의료기관으로 가게 될 때 참고하도록 하는 의무기록지는?

① 이송 기록지　　　　　　　② 호흡치료 기록지

③ 사회사업 기록지　　　　　④ 물리치료 기록지

⑤ 식이요법 기록지

정답 ①

53 환자가 사망한 경우 운명시간, 의사에게 통보여부, 통보시각, 사망을 선언한 의사명과 시간을 기록하는 기록지는?

① 간호기록지　　　　　　　② 병력기록지

③ 신체조사기록지　　　　　④ 핵의학검사

⑤ 마취 전 기록지

정답 ①

54 배액관 설치, 조직검사유무, 장기의 정상 또는 비정상에 대한 내용을 기록하는 기록지는?

① 간호기록지　　　　　　　② 마취기록지

③ 회복실기록지　　　　　　④ 수술기록지

⑤ 투약기록지

정답 ④

55 수술한 내용을 재기록하는 의무기록지는?

① 간호기록지   ② 마취기록지

③ 경과기록지   ④ 핵의학기록지

⑤ 투약기록지

정답 ③

56 약물복용, 직업, 특별한 습관, 환경조건 등을 기록하는 것은?

① CC   ② PI

③ PHx   ④ PsH

⑤ FHx

해설 • CC – 주증상
• PI – 현재 질병상태
• PHx – 과거력
• PsH – 사회력
• FHx – 가족력

정답 ④

57 방사능 물질을 이용하여 치료한 과정을 기록하는 기록지는?

① 병력기록지   ② 치료방사선 기록지

③ 진단 방사선기록지   ④ 핵의학검사지

⑤ 수술기록지

정답 ②

58 이전 임신력, 골반검사, 자궁의 해부학적 형태, 임신으로 인한 신체변화 등을 기록하는 의무기록지는?

① 분만기록지   ② 진통기록지

③ 산후 기록지   ④ 산전 기록지

⑤ 병력기록지

해설 분만하기 전에 골반검사 등 모든 검사를 하여 산전 기록지에 기록하여 놓는다.

정답 ④

59 조직검사를 하지 않는 경우는?

① 조직을 적출할 때　　　　　② 총알 등 이물질제거

③ 환자부검　　　　　　　　　④ 사후 사인규명

⑤ 환자나 보호자의 요청

정답 ②

60 비활용 기록관리가 용이하며 전체적인 병력이나 치료내용을 보기 어려워서 진료의 계속성 제공에 어려움이 있는 등록번호 제도는?

① 일련번호제도　　　　　　　② 단일번호제도

③ 일련-단일 혼합제도　　　　④ 사회보장번호제도

⑤ 가족번호제도

정답 ①

61 환자의 병력과 신체조사를 통하여 알게 된 사실을 근거로 내리는 진단은?

① 최종진단　　　　　　　　　② 주진단

③ 추정진단　　　　　　　　　④ 감별진단

⑤ 기타진단

정답 ③

62 문제지향식 의무기록에서 환자의 호소나 검사결과를 보고 의사가 분석 평가하여 진료계획을 기록하는 곳은?

① 문제목록　　　　　　　　　② 초기계획

③ 관찰　　　　　　　　　　　④ 경과기록

⑤ 기초자료

정답 ④

63 X-Ray, 초음파 검사, Baluim 정복술 등의 결과 내용을 기록하는 기록지는?

① 병력기록지   ② 치료방사선 기록지

③ 진단 방사선기록지   ④ 핵의학검사지

⑤ 수술기록지

정답 ③

64 비활용 기록의 관리가 용이하지 않고 배열공간의 75%만 채우며 환자가 병원에 내원시 과거의 진료여부를 반드시 확인해야하는 등록번호 제도는?

① 일련번호제도   ② 단일번호제도

③ 일련-단일 혼합제도   ④ 사회보장번호제도

⑤ 가족번호제도

정답 ②

65 정상분만의 출혈기준은?

① 1,000cc   ② 800cc

③ 700cc   ④ 500cc

⑤ 600cc

정답 ④

66 병원관리와 운영의 최종책임을 지는 자는?

① 병원장   ② 주치의

③ 보건의료부서장   ④ 이사회

⑤ 병원

정답 ④

67 환자를 다른 병원으로 전원할 때 사본을 보내주어야 하는 의무기록 서식은?

① 입퇴원기록지   ② 입원서약서

③ 퇴원요약지   ④ 단기간 입원기록지

⑤ 기간 중 병력기록지

정답 ③

68 성병여부, 정서적 문제, 상해경력, 과거의 임신력 등을 기록하는 기록지는?

① 진통기록지   ② 산전 기록지

③ 수술기록지   ④ 신생아기록지

⑤ 응급실 기록지

해설 산전 기록지는 임신초기부터 분만 전까지 정기적으로 하는 산전 관리 기록이다.

정답 ②

69 환자의 사회생활이나 배경 혹은 사회사업가에 보인 문제점을 기록하는 의무기록지는?

① 이송 기록지   ② 호흡치료 기록지

③ 사회사업 기록지   ④ 물리치료 기록지

⑤ 검사기록지

정답 ③

70 포경수술, 편도선 절제술, 방광경검사 등의 단기간 입원하는 환자인 경우 퇴원요약지대신 기록하는 의무기록은?

① 입퇴원기록지   ② 입원서약서

③ 퇴원요약지   ④ 단기간 입원기록지

⑤ 기간 중 병력기록지

해설 단기간 입원기록지는 48시간 이내 입원하는 환자인 경우 작성한다.

정답 ④

71 퇴원시 환자의 상태를 요약한 기록으로 퇴원요약지 역할을 하는 것은?

① 병력기록지 ② 의사기록지

③ 최종 경과기록지 ④ 단기간 입원기록지

⑤ 기간 중 병력기록지

정답 ③

72 신생아 경과기록지를 기록하는 자는?

① 분만의 ② 소아과 주치의

③ 간호사 ④ 보건의료정보관리사

⑤ 임상병리사

정답 ③

73 환자 회복을 위한 방법에 환자 자신이나 가족의 호응정도, 정신사회력을 기록하는 의무기록지는?

① 이송 기록지 ② 호흡치료 기록지

③ 사회사업 기록지 ④ 물리치료 기록지

⑤ 검사기록지

해설 • 사회사업 기록지는 환자의 사적이고 비공개적인 내용을 기록하지 않는다.
정답 ③

74 환자가 병원을 찾게된 이유에 대하여 기록하는 것은?

① CC ② PI

③ PHx ④ PsH

⑤ FHx

해설 • CC – 주증상
• PI – 현재 질병상태
• PHx – 과거력
• PsH – 사회력
• FHx – 가족력
정답 ①

75 양질의 의무기록이 작성되도록 실무적 제도를 만드는 자는?

① 병원장 ② 주치의
③ 보건의료 부서장 ④ 이사회
⑤ 병원

정답 ③

76 보건의료정보관리 부서의 효율적 운영을 위해 시설, 장비, 공간을 지원할 책임이 있는 자는?

① 병원장 ② 주치의
③ 보건의료 부서장 ④ 이사회
⑤ 병원

정답 ①

77 환자 진술 중 환자가 잊고 말하지 않거나 대수롭지 않다고 판단한 경우를 대비하여 체계적인 계통 검사를 통하여 진단의 실마리를 줄 수 있는 것은?

① CC ② PI
③ PHx ④ PsH
⑤ ROS

해설 · CC – 주증상
· PI – 현재 질병상태
· PHx – 과거력
· PsH – 사회력

정답 ⑤

78 환자측이 기본적이고 일반적인 진료나 치료에 대하여 동의한다고 서약하는 의무기록서식은?

① 일반동의서 ② 입원서약서
③ 자료공개동의서 ④ 자퇴서약서
⑤ 특수동의서

정답 ②

79 생정통계나 임상연구대상으로 보는 진단명을 무엇인가?

① 주진단명   ② 기본진단명

③ 입원진단명   ④ 수술 전 진단명

⑤ 임상진단명

정답 ②

80 정식 병력기록지대신 사용이 가능하며 같은 병명으로 재입원한 경우 기록하는 의무기록은?

① 입퇴원기록지

② 입원서약서

③ 퇴원요약지

④ 단기간 입원기록지

⑤ 기간 중 병력기록지

정답 ⑤

81 병원의 진료정보가 노출되지 않도록 관리할 책임이 있는 자는?

① 병원장   ② 주치의

③ 보건의료부서장   ④ 이사회

⑤ 병원

정답 ①

82 의무기록에 대하여 완벽한 기록에 대한 서명을 책임 지는 자는?

① 병원장   ② 주치의

③ 보건의료부서장   ④ 이사회

⑤ 병원

정답 ②

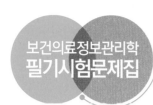

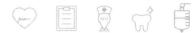

보건의료정보관리학
필기시험문제집

01 DICOM에 속하는 표준은?

① 국제표준   ② 국가표준

③ 특수목적형 표준   ④ 사내표준

⑤ 정부주도형 표준

> **해설** · 국가표준 – ANSI
> · 국제표준 – ISO
> · 사내표준 – 한국통신, SK 텔레콤 통신
> · 정부주도형 표준 – 건강보험 청구 양식
>
> **정답** ③

02 ANSI에 대한 내용으로 틀린 것은?

① 유럽표준협회로 의료정보 표준안를 제시하였다.

② 세계표준화 기구인 ISO 및 세계전자기술 위원회 일원이다.

③ 본부는 워싱턴 DC에 있고 사무소는 뉴욕에 있다.

④ 미국 정부가 인정하는 공식적인 국가 표준기구이다.

⑤ 의료정보 표준화 6가지를 제안하였다.

> **해설** ① 미국표준협회로 의료정보 표준안을 제시하였다.
>
> **정답** ①

03 HL CDA의 특징이 아닌 것은?

① 지속성   ② 신뢰성

③ 인증성   ④ 가독성

⑤ 정확성

> **해설** · 그 외에 가독성이 있다.
>
> **정답** ⑤

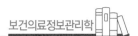

04 ISO에 대한 내용으로 틀린 것은?

① 각 나라마다의 다른 공업규격을 조정, 통일하여 국제적 교류가 가능하게 하고 과학적, 경제적 활동 분야의 협력 증진을 목적으로 한다.

② 본사는 스위스 제네바에 있으며 국제표준화기구이다.

③ 각 분야의 기술위원회를 통해 표준을 개발하고 전 세계 160여 개의 회원국으로 구성되어 보건의료정보분야와 보건의료통신기술분야의 표준화 작업을 한다.

④ ICD-10은 국제적으로 ISO에 의하여 승인되었다.

⑤ ISO/TC 215는 보건의료정보통신기술분야의 표준화를 담당하는 기술위원회 이다.

해설 · ICD-10은 시카고 국제 통계 기구에서 국제사인 목록으로 채택되면서 사인분류 1판이 출판되었다.

정답 ④

05 TCP/IP 기반에 동작하는 표준 영상신호 프로토콜로 실시간 디지털 의료영상을 전송 및 조회할 수 있는 국제표준안은?

① DICOM ② HL7

③ EDI ④ SNOMED CT

⑤ UMLS

정답 ①

06 건강과 생물학 용어 및 표준을 제공하는 파일과 소프트웨어 집합으로 통합의학언어시스템 이라고 하는 것은?

① UMLS(Unified Medical Language System)

② NANDA

③ KOSTOM

④ NCPDP(National Council for Prescription Drug Program)

⑤ LOINC(Logical Observation Identifiers Names and Codes)

해설 · NANDA – 국제표준 간호용어
· KOSTOM – 한국보건의료표준용어
· NCPDP – 처방전 전송표준
· LOINC – 임상을 관찰하고 검사결과 수집

정답 ①

07 로저스 이론에서 도출된 건강개념을 받아들여서 간호진단의 틀을 사용하는 국제표준 간호 용어 체계는?

① UMLS(Unified Medical Language System)

② NANDA

③ KOSTOM

④ NCPDP(National Council for Prescription Drug Program)

⑤ LOINC(Logical Observation Identifiers Names and Codes)

 • UMLS – 의료분야의 통합의학용어 모델
 • NANDA – 국제표준 간호용어
 • KOSTOM – 한국보건의료표준용어
 • NCPDP –처방전 전송표준
 • LOINC – 임상을 관찰하고 검사결과 수집

정답 ②

08 임상의사, 연구자, 환자들이 의료에 관한 지시글을 공유할 수 있는 임상진료 용어로 보건의 료분야에서 가장 포괄적이고 정교한 용어체계는?

① DICOM　　　　　　② HL7

③ EDI　　　　　　　④ SNOMED CT

⑤ UMLS

정답 ④

09 국제의료행위분류(ICHI)에 대한 내용으로 맞는 것은?

① WHO가 통계적 목적으로 개발한 시술 분류 체계이다.

② 환자가 병원에서 받은 의료서비스를 분류하기 위해 사용한다.

③ 임상적인 진료내용과 자원의 소모량이 유사한 입원환자를 그룹화하여 분류한다.

④ 한국에서 만든 응급환자를 분류하기 위한 체계이다.

⑤ 포괄수가와 행위별 수가를 혼합하여 적용한다.

해설 ② HCPCS, ③ DRG, ④ KTAS, ⑤ DRG
정답 ①

10 NCPDP(National Council for Prescription Drug Program)은?

① 처방전을 전송하는 표준이다.

② 전자건강기록의 표준안을 제시하였다.

③ 한국에서 개발한 개념기반의 통합형 용어체계이다.

④ 국제 간호실무분류 체계이다.

⑤ 국제표준 간호 용어 체계이다.

정답 ①

11 다음의 내용이 의미하는 것은?

가. 의료정보를 이벤트 단위로 쪼개어 개념과 관계로 표현하였다.

나. 보건의료전반에 적용이 가능한 참조모델을 가지고 있다.

다. Act(행위)는 실행하거나 기록해야 하는 행위를 나타낸다.

라. Participation(참여)는 행위에 대한 표현을 나타낸다.

① HL7 RIM(Reference information model,RIM)

② HL CDA

③ HL7 FAIR

④ SNOMED CT

⑤ UMLS

해설 • HL7 RIM을 상호참조 모델이라고 하며 의료정보가 생성되는 임상처리를 이벤트 단위로 쪼개서 개념과 관계로 표현한 것이다.
• HL CDA는 임상 문서 구조 서식을 통합하는 요건을 가진다.
• HL7 FAIR는 모바일 의료환경을 구축하는 표준이다.

정답 ①

12 세계가정의학회에서 전 세계의 일반의와 가정의를 위한 분류도구로 개발한 것은?

① HL7   ② DICOM

③ ICF   ④ ICPC-2

⑤ DSM

정답 ④

13 CEN에 대한 내용이 다른 것은?

① 유럽 공식 표준화기구이다.

② 전자건강기록(EHR)의 구조를 위한 표준안을 제시하였다.

③ 유럽수준의 자발적인 표준을 개발하고 규정하는 책임을 인정한 표준화기구이다.

④ CEN 산하에 의료정보통신분야의 표준화 활동을 하는 보건의료정보 기술위원 회가 있다.

⑤ 공기 및 화학학물질, 건설, 국방 및 보안, 에너지, 환경, 식품 및 사료, 기계 장비, 안전, 의료 등을 포함한 광범위한 분야에 관련하여 표준화 활동을 지원한다.

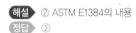 ② ASTM E1384의 내용

정답 ②

14 WHO에서 질병과 증상을 분류해놓은 것은?

① HL7 　　　　　　　　② ICD

③ ICF 　　　　　　　　④ KCD

⑤ DSM

해설 • HL7 – 메세지 전송과 교환을 위한 의료정보 전송표준 프로토콜
• ICF – 국제기능장애건강분류
• KCD – 한국표준질병 사인분류
• DSM – 미국정신의학회에 의해 개발된 분류

정답 ②

15 동의어, 유사어, 어휘변형 등 같은 의미가 다르게 표기되는 경우들을 묶어서 동일한 개념으로 매핑시켜주는 것을 무엇이라고 하는가?

① 메타시소러스 　　　　　② 의미망

③ 전문어휘사전 　　　　　④ 표준화

⑤ 관계

해설 • 의미망은 개념을 의미의 종류로 구분하여 관계를 구축한 것이다.
• 전문어휘사전은 자연어 처리시스템에 필요한 모든 정보를 제공하기 위해 개발한 것이다.
• 표준화은 표준을 활용하는 행위이다
• 관계는 두 개념사이의 연관성을 의미한다.

정답 ①

16 활력징후, 혈류역학, 심전도 등 임상영역과 글래스코마 점수, 우울증 척도 등의 조사도구 등의 관찰 결과를 교환하고 수집하는 것은?

① DICOM

② LOINC(Logical Observation Identifiers Names and Codes)

③ ASTM E1384

④ SNOMED CT

⑤ UMLS

> **해설**
> • DICOM – 의료영상기술표준
> • ASTM E1384 – 전자건강기록의 구조와 표준안을 제시
> • LOINC – 임상을 관찰하고 검사결과 수집
> • SNOMED CT – 체계적으로 구조화된 의학용어 집합체
> • UMLS – 의료분야의 통합의학용어 모델
>
> **정답** ②

17 캐나다 응급환자 분류체계를 한국의 실정에 맞게 변형한 것으로 환자 증상을 중심으로 분류하는 도구는?

① ICHI   ② HCPCS

③ ICD 10-PCS   ④ DRG

⑤ KTAS

> **해설** ① 국제의료행위분류, ② 미국 의료서비스분류체계, ③ 미국 수술분류체계, ④ 포괄수가제
> **정답** ⑤

18 의료정보 교환을 목적으로 임상문서 표준규격을 의미하는 것은?

① HL7 RIM(Reference information model,RIM)

② HL CDA

③ HL7 FAIR

④ SNOMED CT

⑤ UMLS

> **정답** ②

19 의료분야의 통합의학용어 모델로 의료분야의 정보검색을 용이하게 하도록 백만여 개의 개념을 포함한 용어체계를 구축한 용어모델은?

① UMLS(Unified Medical Language System)

② NANDA

③ KOSTOM

④ NCPDP(National Council for Prescription Drug Program)

⑤ LOINC(Logical Observation Identifiers Names and Codes)

> **해설** · NANDA – 국제표준 간호용어
> · KOSTOM – 한국보건의료표준용어.
> · NCPDP – 처방전 전송표준
> · LOINC – 임상을 관찰하고 검사결과 수집
>
> **정답** ①

20 SNOMED CT에 대한 내용으로 올바르지 않은 것은?

① 구성요소 중 개념은 두 개념(Concept)사이의 연관성을 나타낸다.

② 구성요소 중 개념(Concept)은 숫자형태의 코드를 인식할 수있는 SNOMED CT의 식별자이다.

③ 하나의 질병을 질병이름으로도 코딩할 수 있지만 환자 상태를 묘사하는 방식으로 코딩할 수도 있다.

④ 구성요소 중 하나의 개념(Concept)은 여러 개의 동의어를 가질 수 있다.

⑤ 개념(Concept)에 대하여 읽어들이는 텍스트 형태를 설명(Description)이라고 한다.

> **해설** ① SNOMED CT의 구성요소 중 관계는 두 개념 사이의 연관성을 나타낸다.
>
> **정답** ①

21 자료의 전송표준으로 의료정보를 교환하는 대표적인 표준규약은?

① DICOM ② HL7

③ EDI ④ SNOMED CT

⑤ UMLS

> **정답** ②

22 미국의 유통되는 모든 제품의 품질규격을 규격화하는 표준기구로 의료정보의 표준안 (EHR)의 논리적인 구조와 contents 표준을 제시한 것은?

① DICOM

② LOINC(Logical Observation Identifiers Names and Codes)

③ ASTM E1384

④ SNOMED CT

⑤ UMLS

정답 ③

23 상호운영성(Interoperability)에 대한 내용으로 올바른 것은?

① 서로 호환되어 사용할 수 있는 성질을 의미하며 시스템이 다른 시스템 간의 정보교환과 업무처리가 정확히 이루어지는 것을 의미한다.

② 다양한 환경에서도 운용이 가능하도록 소프트웨어가 다른 환경에서도 얼마나 쉽게 적용할 수 있는 정도를 나타낸 것이다.

③ 클라이언트/서버 체계의 크기를 사용자 수의 증대에도 유연하게 대응할 수 있다.

④ 유사한 특징을 가진 자료를 모아서 구분하기 위한 기준을 제시한 것이다.

⑤ 어떤 계급에 부여하게 되면 컴퓨터를 처리하는 과정에서 분류나 식별 및 집계를 용이하고 자료 추출이 쉽게 된다.

해설 ② 이식성, ③ 확장성, ④ 분류체계, ⑤ 코드화
정답 ①

24 미국의 재료규격 및 기준을 정하는 재료시험협회는?

① ASTM   ② ANSI

③ GEN/TC 251   ④ CEN

⑤ ISO

해설 ② 의료정보표준안
　　 ③ 유럽의료정보통신기술 표준개발기술위원회
　　 ④ 유럽 공식표준화 기구
정답 ①

25 다음 중 표준에 대한 용어설명으로 올바른 것은?

① 많은 표준 어휘집을 포함하여 그 들간에 매핑 생성을 도와준다.

② 다른 데이터를 설명해주는 HTML 같은 것이다.

③ 관계가 있는 사람들의 이익 또는 편의가 공정하게 얻어지도록 하는 방법 등에 대하여 통일화와 단순화를 위하여 설정된 기준이다.

④ 자주 변하지 않는 데이터 자료의 집합을 의미한다.

⑤ 일정한 체계하에 비슷한 종류끼리 묶는 것이다.

> **해설** · 위의 보기에서 의미하는 바는 다음과 같다.
> · ① 메타시소러스, ② 메타데이터, ④ 마스터 데이터, ⑤ 분류
>
> **정답** ③

26 다음 중 내용이 틀린 것은?

① 유사한 특징을 가진 자료를 모으고 구분하기 위한 기준을 제시한 것은 시소러스이다.

② 정보통신주체 간의 미리 합의된 규약을 정보통신의 표준화라고 한다.

③ 보건의료정보시스템을 효율적으로 사용하려면 임상데이터의 표준화가 필요하다.

④ 국제적으로 많이 사용하고 있는 표준용어는 ICD, KOSTOM의 KCD, SNOMED-CT 등이 있다.

⑤ 성격이 다른 두개 이상의 코드를 조합하여 만드는 것을 조합코드라고 한다.

> **해설** ① 의료영상표준
> ③ 거래관련한 정보전달 시스템
> ④ 의학용어집합.
> ⑤ 통합언어시스템
>
> **정답** ②

27 OS 윈도우 버전을 각 PC 마다 설치하여 편하게 사용할 수 있는 것은 어떤 예를 들은 것인가?

① 상호운용성　　　　　　② 이식성

③ 확장성　　　　　　　　④ 정부주도형 표준

⑤ 사내표준

> **정답** ②

28 다음의 보기의 내용을 제안한 표준화기구는?

> 가. 의료정보 표준화 6가지를 제안하였다.
>
> 나. 코드표준안과 의학용어 및 음성 영상 등의 멀티미디어 정보교환 표준안을 제시
> 하였다.
>
> 다. 검사장비간 검사결과의 정보교환에 대한 표준안을 제시하였다.
>
> 라. 임상지식 및 통계자료 교환에 대한 표준안을 제시하였다.

① ASTM E1384 ② ANSI
③ GEN/TC 251 ④ CEN
⑤ ISO

해설 ① EHR 표준안
③ 유럽의료정보통신기술 표준개발기술위원회
④ 유럽 공식표준화 기구
정답 ②

29 ISO에 속하는 표준은?

① 국제표준 ② 국가표준
③ 단체표준 ④ 사내표준
⑤ 지역표준

해설 • 국제표준– ISO
• 국가표준–ANSI
• 사내표준–한국통신, SK 텔레콤 통신
정답 ①

30 사내표준의 예로 맞는 것은?

① ANSI ② ISO
③ DICOM ④ HL7
⑤ 한국통신

해설 국가표준 – ANSI , 국제표준 – ISO, 특수목적형 표준 – DICOM, 사용자 동의형 표준 – HL7
정답 ⑤

31 국제적인 비교가 가능하도록 국제 간호실무분류 체계는?

① UMLS(Unified Medical Language System)

② ICNP(International Classification for Nursing Practice)

③ KOSTOM

④ NCPDP(National Council for Prescription Drug Program)

⑤ LOINC(Logical Observation Identifiers Names and Codes)

 해설 • UMLS – 의료분야의 통합의학용어 모델
    • ANDA – 국제표준 간호용어
    • KOSTOM – 한국보건의료표준용어
    • NCPDP – 처방전 전송표준
    • LOINC – 임상을 관찰하고 검사결과 수집

정답 ②

32 UMLS(Unified Medical Language System)의 메타시소러스에 대한 내용으로 틀린 것은?

① 동의어, 유사어, 어휘변형 등 같은 의미가 다르게 표기되는 경우들을 묶어서 동일한 개념으로 매핑시켜준다.

② 60개 이상의 생물의학 분야 어휘집 분류표를 기초로 구성한다.

③ 국제표준 간호 용어체계이다.

④ 원자 고유 식별자, 어휘 용어 식별자, 개념고유 식별자가 있다.

⑤ 어휘용어 식별자는 대소문자, 복수, 단수, 구두점 등을 동일한 용어로 처리한다.

 정답 ③

33 서류의 작성과 발송에 따른 사무처리가 없어져 처리시 간의 단축, 비용절감으로 생산성이 향상된 ISO에서 국제적으로 승인한 표준은?

① DICOM
② HL7

③ EDI
④ SNOMED CT

⑤ UMLS

 정답 ③

34 SNOMED CT에 대한 내용으로 올바른 것은?

① 중복된 검사를 줄일 수는 없다.

② 임상경고로 진료가이드 라인을 제공할 수 없다.

③ 다국어 사용은 불가능하다.

④ 임상기록분석으로 이상치 등 예외상황을 조사하여 의료서비스 감사를 강화할 수 있다.

⑤ 진료의 질이나 진료 프로토콜 연결이 불가능하다.

해설 • SNOMED CT는 중복된 검사를 줄일수 있고 임상경고로 진료가이드 라인을 제공할 수 있다.
• 다국어 사용을 지원하며 진료의 질이나 진료프로토콜 연결이 가능하다.

정답 ④

35 다음 중 보기에서 ASTM E1384에 대한 내용이 아닌 것은?

> 가. 외래관리, 병원, 요양시설, 가정의료 및 전문관리 환경에서 제공되는 모든 의료서비스에 적용이 된다.
>
> 나. 전자건강기록(EHR)의 구조를 위한 표준안을 제시하였다.
>
> 다. 임상결과정보시스템, 처방전달시스템, 약국정보시스템 간의 데이터 관계를 설명할 수 있다.
>
> 라. 전자건강기록(EHR) 시스템 개발, 구매 및 구현을 위하여 공통된 언어를 사용한다.
>
> 마. 진료정보 및 법적동의서, 환저정보 등의 표준안은 XML(eXtensible Markup Language)로 표현된다.
>
> 바. 공기 및 공간, 보건 및 안전의료 등을 포함한 광범위한 분야에 관련하여 표준화 활동을 지원한다.

① 가, 나   ② 다, 라

③ 마, 바   ④ 가, 다

⑤ 나, 마

정답 ③

36 HL7에 대한 내용으로 틀린 것은?

① 국제표준화기구(ISO) 및 의료기관 종사자들의 자발적인 참여에 의하여 개발된 의료정보시스템 간의 정보교환 표준 제정기구

② 정보시스템의 데이터베이스 간의 정보공유 및 접속을 위한 의료정보 전송표준 프로토콜이다.

③ 임상진료용어로 보건의료분야에서 포괄적이고 확장 가능하고 보건의료분야의 표준용어 체계와 매핑되어 있다.

④ 자료의 전송표준으로 의료정보를 교환하는 대표적인 표준규약이다.

⑤ 원리는 의료기관에서 발생하는 모든 행위들에 대하여 메세지로 정의하고, 의료행위 발생시 해당 메세지를 생성하여 전송하는 구조이다.

정답 ③

37 REST 원리를 이용하여 의료환경에서 다양한 정보의 형태를 간략하게 하여 모바일 환경을 구축하는 핵심표준으로 평가받는 것은?

① UMLS
② HL CDA
③ HL7 FAIR
④ SNOMED CT
⑤ HL7 RIM(Reference information model,RIM)

해설 • HL7 RIM- HL7 상호참조모델, 의료정보가 생성되는 원천인 임상처리를 이벤트 단위로 쪼개어 개념과 관계로 표현한 것이다
• HL7 CDA-XML형식으로 작성되어 HL 상호참조모델의 6가지 클래스 간의 연관관계를 나타낸다
• SNOMED CT-체계적으로 구조화된 의학용어 집합체
• UMLS-의료분야의 통합의학 용어 모델
정답 ③

38 미국의 유통되는 모든 제품 품질규격을 규격화하는 표준기구로 의사지시 및 치료문서 법적 동의서, 환자정보 등을 표준화된 문서로 표현되도록 표준안을 제시한 것은?

① DICOM
② UMLS
③ ASTM E1384
④ SNOMED CT
⑤ LOINC(Logical Observation Identifiers Names and Codes)

정답 ③

39 ICD-10, SNOMED-CT, LOINC, RxNorm, MeSH, KCD5 등 140여 개의 용어체계가 포함되어 있는 통합의학언어시스템은?

① UMLS(Unified Medical Language System)

② NANDA

③ KOSTOM

④ NCPDP(National Council for Prescription Drug Program)

⑤ LOINC(Logical Observation Identifiers Names and Codes)

> **해설** ・ NANDA – 국제표준 간호용어
> ・ KOSTOM – 한국보건의료표준용어
> ・ NCPDP – 처방전 전송표준
> ・ LOINC – 임상을 관찰하고 검사결과 수집
> **정답** ①

40 의료에서 사용되는 기존간호용어와 교차분석이 가능한 다계층을 가진 개념 기반의 조합형 간호용어 체계를 의미하는 국제 간호실무분류 체계는?

① UMLS(Unified Medical Language System)

② ICNP(International Classification for Nursing Practice)

③ KOSTOM

④ NCPDP(National Council for Prescription Drug Program)

⑤ LOINC(Logical Observation Identifiers Names and Codes)

> **해설** ・ UMLS – 의료분야의 통합의학용어 모델
> ・ KOSTOM – 한국보건의료표준용어
> ・ NCPDP – 처방전 전송표준
> ・ LOINC – 임상을 관찰하고 검사결과 수집
> **정답** ②

41 ICD에서 파생된 분류체계로 악성 신생물을 분류하는데 사용되는 용어체계는?

① ICD-O   ② DICOM

③ ICF   ④ KCD

⑤ DSM

> **정답** ①

42 WHO에서 분류한 체계로 유사한 질병군끼리 모아서 처리하는 용도로 사용되는 국제질병
사인표준분류인 것은?

① HL7   ② ICD
③ ICF   ④ KCD
⑤ DSM

정답 ②

43 진료기록 작성에 필요한 질병, 수술, 검사, 방사선, 치과 등의 한국 보건의료분야 용어 집합
체이며 의료기관에서 다양하게 표현되는 의료용어에 대해 같은 의미로 분류될 수 있도록
개념화하는 체계는?

① UMLS(Unified Medical Language System)
② ICNP(International Classification for Nursing Practice)
③ KOSTOM
④ NCPDP(National Council for Prescription Drug Program)
⑤ LOINC(Logical Observation Identifiers Names and Codes)

해설 · UMLS – 의료분야의 통합의학용어 모델
· ICNP – 국제 간호실무분류체계
· KOSTOM – 한국보건의료표준용어
· NCPDP – 처방전 전송표준
· LOINC – 임상을 관찰하고 검사결과 수집

정답 ③

44 의료장비들 간의 영상 및 환자 정보 등 관련 정보에 대한 국제표준안이며 서로 다른 의료
영상 장비들에서 전송하기 위한 표준은?

① DICOM   ② HL7
③ EDI   ④ SNOMED CT
⑤ UMLS

정답 ①

45 보건의료정보 표준화의 필요성에 대한 내용으로 틀린 것은?

① 시대적으로 고도의 정보화 요구
② 진단을 위한 처방시 의사결정 지원
③ 정보시스템의 구축으로 의료정보 열람에 불편을 제공함
④ 표준화된 정보관리로 개인 및 국가보건정책에 기여
⑤ 의료산업의 국제화에 따른 기초적인 제반을 마련함

정답 ③

46 임상문서가 XML 형식으로 작성이 되어 문서가 헤더와 바디로 나뉘는 것을 특징으로 하는 것은?

① HL7 RIM(Reference Information model,RIM)
② HL CDA
③ HL7 FAIR
④ SNOMED CT
⑤ UMLS

해설 • HL7 RIM – HL7 상호참조모델. 의료정보가 생성되는 원천인 임상처리를 이벤트 단위로 쪼개어 개념과 관계로 표현한 것이다.
• HL7 CDA – XML 형식으로 작성되어 HL 상호참조모델의 6가지 클래스 간의 연관관계를 나타낸다.
• HL7 FAIR – 의료정보의 전자적인 교환을 위한 최신 국제표준

정답 ②

47 생물의학 분야의 전문 용어집은?

① UMLS(Unified Medical Language System)
② NANDA
③ KOSTOM
④ NCPDP(National Council for Prescription Drug Program)
⑤ LOINC(Logical Observation Identifiers Names and Codes)

해설 • NANDA – 국제표준 간호용어
• KOSTOM – 한국보건의료표준용어
• NCPDP – 처방전 전송표준
• LOINC – 임상을 관찰하고 검사결과 수집

정답 ①

48 간호진단, 진단행위, 간호현상, 간호결과로 구성된 국제 간호실무분류 체계는?

① UMLS(Unified Medical Language System)

② ICNP(International Classification for Nursing Practice)

③ KOSTOM

④ NCPDP(National Council for Prescription Drug Program)

⑤ LOINC(Logical Observation Identifiers Names and Codes)

정답 ②

49 다음 중 표준에 대한 실 예가 다른 것은?

① 국가표준-ANSI

② 지역표준-CEN

③ 단체표준-ASTM

④ 산업형 표준- DICOM

⑤ 사내표준-한국통신

해설 · 산업형 표준 – 마이크로소프트 윈도우
· 특수목적형 표준 – DICOM

정답 ④

50 ICD-9을 개발한 세계보건기구의 분류와 용어를 사용하였으며 급성기 환자 관리 상황에 초점을 둔 국제표준 간호 용어 체계는?

① UMLS(Unified Medical Language System)

② NANDA

③ KOSTOM

④ NCPDP(National Council for Prescription Drug Program)

⑤ LOINC(Logical Observation Identifiers Names and Codes)

해설 · UMLS – 의료분야의 통합의학용어 모델
· NANDA – 국제표준 간호용어
· KOSTOM – 한국보건의료표준용어
· NCPDP – 처방전 전송표준
· LOINC – 임상을 관찰하고 검사결과 수집

정답 ②

51 공통된 표현으로 임상정보가 기록되며 임상경고를 제공할 수 있으며 치료 및 의료서비스 제공자들이 정보를 이해하고 공유할 수 있는 자료를 지원할 수 있는 것은?

① DICOM   ② HL7

③ EDI   ④ SNOMED CT

⑤ UMLS

정답 ④

52 WHO에서 일반화된 장애의 개념으로 장애인의 개인적인 기능상태에 대해 정의하여 국제 기능장애건강 분류를 한 것은?

① HL7   ② DICOM

③ ICF   ④ KCD

⑤ DSM

해설 • HL7 – 의료정보 전송표준 프로토콜
　　 • DICOM – 의료영상표준
　　 • ICF – 국제기능장애건강분류
　　 • KCD – 한국표준질병 사인분류
　　 • DSM – 미국정신의학회에 의해 개발된 분류

정답 ③

53 미국의 유통되는 모든 제품 품질규격을 규격화하는 표준기구로, 전자건강기록 표준안을 제시하는 것은?

① DICOM

② LOINC(Logical Observation Identifiers Names and Codes)

③ ASTM E1384

④ SNOMED CT

⑤ UMLS

해설 • DICOM – 의료영상기술표준
　　 • LOINC – 임상을 관찰하고 검사결과 수집
　　 • SNOMED CT – 체계적으로 구조화된 의학용어 집합체
　　 • UMLS – 의료분야의 통합의학용어 모델

정답 ③

54 각종 서류를 표준화된 상거래 서식이나 데이터와 문서를 표준화하여 합의된 전자신호로 컴퓨터 통신망을 이용하여 전송하는 정보전달시스템은?

① DICOM

② HL7

③ EDI

④ SNOMED CT

⑤ UMLS

> **해설** · DICOM – 의료영상표준기술
> · HL7 – 임상자료의 전자적 교환표준
> · SNOMED CT – 임상진료용어체계
> · UMLS – 통합의학언어시스템
>
> **정답** ③

55 자원소모량이 유사한 입원환자를 그룹화하여 정해진 원칙에 따라 복합적이고 포괄적으로 산정하는 것은?

① ICHI

② HCPCS

③ ICD 10-PCS

④ DRG

⑤ KTAS

> **해설** ① 국제의료행위분류
> ② 미국 의료서비스분류체계
> ③ 미국 수술분류체계
> ⑤ 한국에서 만든 응급환자 분류체계
>
> **정답** ④

56 한국 표준용어체계를 의미하는 것은?

① UMLS(Unified Medical Language System)

② ICNP(International Classification for Nursing Practice)

③ KOSTOM

④ NCPDP(National Council for Prescription Drug Program)

⑤ LOINC(Logical Observation Identifiers Names and Codes)

> **해설** · UMLS – 의료분야의 통합의학용어 모델
> · NANDA – 국제표준 간호용어
> · KOSTOM – 한국보건의료표준용어
> · NCPDP – 처방전 전송표준
> · LOINC – 임상을 관찰하고 검사결과 수집
>
> **정답** ③

57 CT, MRI 등 의료영상 정보를 저장하고 검색하는 영상정보 표준화 기술은?

① DICOM
② HL7
③ ASTM E1384
④ ICD-10
⑤ EDI

해설 • HL7-의료정보전송 프로토콜
• ASTM E1384-모든 의료서비스에 적용되는 의료정보관련 표준화

정답 ①

58 UMLS(Unified Medical Language System)의 내용으로 틀린 것은?

① UMLS(Unified Medical Language System)의 의미망은 모든 개념을 의미와 종류로 구분하여 관계를 그래프로 나타낸 것이다.
② UMLS(Unified Medical Language System)의 전문어휘사전은 자연어 처리시스템에 필요한 모든 정보를 제공하기 위해 개발한 것이다.
③ UMLS(Unified Medical Language System)는 보건의료용어를 용어 개념에서 구조적인 온톨로지로 발전시키려는 것이다.
④ UMLS(Unified Medical Language System)의 핵심요소로는 전문어휘사전과 메타시소러스, 의미망이 있다.
⑤ UMLS(Unified Medical Language System)는 건강문제를 조기 식별할 수 있다.

정답 ⑤

59 국제적으로 사망과 질병, 질병통계의 수집 등으로 보건정책의 입안자료인 통계나 국가 간의 비교로 활용되기 위하여 사용되는 것은?

① HL7
② ICD
③ ICF
④ KCD
⑤ DSM

해설 • HL7 - 의료정보 전송표준 프로토콜
• ICF - 국제기능장애건강분류
• KCD - 한국표준질병 사인분류
• DSM - 미국정신의학회에 의해 개발된 분류

정답 ②

60 한국에서 개발한 개념기반의 통합형 용어체계로 다른 용어로 표현되는 것을 같은 의미로 표현되도록 대표어와 동의어를 이용하여 구조화 한 것은?

① UMLS(Unified Medical Language System)

② ICNP(International Classification for Nursing Practice)

③ KOSTOM

④ NCPDP(National Council for Prescription Drug Program)

⑤ LOINC(Logical Observation Identifiers Names and Codes)

 정답 ③

61 미국의 수술분류 체계를 의미하는 것은?

① ICHI

② HCPCS

③ ICD 10-PCS

④ DRG

⑤ KTAS

해설 ① 국제의료행위분류
② 미국 의료서비스분류체계
④ 포괄수가제
⑤ 한국에서 만든 응급환자 분류체계
정답 ③

62 미국보건내정국에서 개발하였으며 환자에게 진료한 의료서비스에 대하여 분류한 것은?

① ICHI

② HCPCS

③ ICD 10-PCS

④ DRG

⑤ KTAS

해설 ① 국제의료행위분류
③ 미국 수술분류체계
④ 포괄수가제
⑤ 한국에서 만든 응급환자 분류체계
정답 ②

63 진료정보를 공유하고 수집할 수 있는 임상용어를 제공하여 임상의사들이 환자 임상내역을
    기록하는데 사용이 되며 전자건강기록의 기반이 되는 것은?

① DICOM

② HL7

③ EDI

④ SNOMED CT

⑤ UMLS

정답 ④

64 WHO에서 분류한 ICD-10에 근거하여 질병과 증상을 분류한 것은?

① HL7

② DICOM

③ ICF

④ KCD

⑤ DSM

해설 • HL7 – 메세지 전송과 교환을 위한 의료정보 전송표준 프로토콜
• DICOM – 의료영상표준
• ICF – 국제기능장애건강분류
• KCD – 한국표준질병 사인분류
• DSM – 미국정신의학회에 의해 개발된 분류

정답 ④

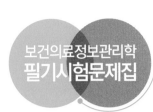
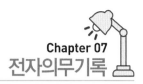
     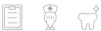
01 미국 의무기록 발전 과정에서 전 국가적으로 의무기록정보시스템을 구축하기 위하여 국제적인 자료의 표준화가 요구되는 시스템은?

① EMR(Electronic Medical Record System)

② EHR(Electronic Health Record System)

③ CMR(Computerized Medical Record System)

④ PHR(Personal Health Record)

⑤ AMR(Automated Medical Record)

> **해설** • ① 모든 서식 등 종이 및 서식이 없이 의무기록을 데이터베이스에 구축된 단계
> • ③ 종이 의무기록을 스캐닝하여 파일저장하는 광파일 시스템
> • ④ 개인의 의무기록 등 건강정보를 관리하는 단일 개인중심 시스템
> • ⑤ 의무기록이 부분적으로 전산화되는 단계
>
> **정답** ②

02 미국 의무기록 발전 과정에서 종이의무기록 보관문제를 해결하기 위하여 광파일 시스템을 사용하였고 스탠드어론 방식으로 운영되는 단계는?

① EMR(Electronic Medical Record System)

② EHR(Electronic Health Record System)

③ CMR(Computerized Medical Record System)

④ PHR(Personal Health Record)

⑤ AMR(Automated Medical Record)

> **해설** ① 모든 서식 등 종이 및 서식이 없이 의무기록을 데이터베이스에 구축된 단계
> ② 환자의 모든 정보를 전산에서 검색하고 자신의 건강정보를 가지고 다닐 수 있다.
> ④ 개인의 의무기록 등 건강정보를 관리하는 단일 개인중심 시스템
> ⑤ 의무기록이 부분적으로 전산화되는 단계
>
> **정답** ③

3   다음 중 광파일 시스템에 대한 내용으로 올바른 것은?

> 가. 데이터는 Jukebox와 CD 또는 DVD에 저장하여 보관이 된다.
>
> 나. 공간문제, 의무기록 공유 등의 자원관리에 대한 문제는 해결이 되었지만 검색 및
>   분석은 불가능하였다.
>
> 다. 작업의 양은 증가하였다.
>
> 라. 네트워크 환경에서 의무기록 정보를 검색할 수 있도록 구현한 시스템이다.
>
> 마. 환자와 가족들이 인터넷을 이용하여 자신의 건강정보에 참가할 수 있었다.
>
> 바. 자신의 건강정보를 가지고 다닐 수 있었다.

① 가, 나, 다   ② 나, 다, 라

③ 다, 라, 마   ④ 가, 나, 바

⑤ 다, 라, 바

> **해설** • 의무기록을 스캔하기 때문에 작업의 양은 증가하였다.
> • 라 – EMR 시스템, 마 – PHR, 바 – CPR
> **정답** ①

4   미국 듀크대학에서 외래환자를 위하여 개발하였으며 진료정보를 여러 장소에서 사용할 수
있었던 시스템은?

① COSTAR   ② TMR

③ TMIS   ④ RMRS

⑤ HELP

> **정답** ②

5   미국의 병원 내부 전체에서 의사가 직접 오더를 입력하여 저장되면 조회가 되었던 최초 상
업적 환자기록 시스템은?

① COSTAR   ② TMR

③ TMIS   ④ RMRS

⑤ HELP

> **정답** ③

06 전자서명에 대한 설명을 올바른 것은?

① 생존하고 있는 개인의 정보를 의미한다.

② 가입자의 전자서명 생성 정보를 확인하고 이를 증명하는 전자적인 정보를 의미한다.

③ 서명자를 확인하고 서명자가 전자문서에 서명하였다는 내용을 전자문서에 첨부하거나 전자적 형태의 정보를 의미한다.

④ 인증기관에서 부여된 한 쌍의 공개키와 개인키를 의미한다.

⑤ 공인 인증서를 발급, 인증관련 기록의 관리 및 업무를 하는 것을 의미한다.

정답 ③

07 PKI란?

① 시저암호를 의미하며 원문의 문자를 바꾸는 것을 말한다.

② 고대시민이 만든 문자를 숫자로 바꾸는 것을 말한다.

③ 공개키 암호방식으로 모든 사람이 접근할 수 있는 디렉토리에 디지털 인증서를 볼 수 있도록 공개하는 것을 의미한다.

④ 개인키로 개인에게만 주어져 공유나 전송을 할 수 없는 것을 의미한다.

⑤ 비밀키를 교환하는 방식으로 암호화하여 보내면 복호화 해주는 것을 의미한다.

정답 ③

08 미국 의무기록 발전 과정에서 종이 서식이 없는 시스템은?

① EMR(Electronic Medical Record System)

② CPR(Computer-based Patient Record)

③ CMR(Computerized Medical Record System)

④ PHR(Personal Health Record)

⑤ AMR(Automated Medical Record)

해설 ① 모든 서식 등 종이 및 서식이 없이 의무기록을 데이터베이스에 구축된 단계
② 환자의 모든 정보를 전산에서 검색하고 자신의 건강정보를 가지고 다닐 수 있다.
③ 종이 의무기록을 스캐닝하여 파일저장하는 광파일 시스템
④ 개인의 의무기록 등 건강정보를 관리하는 단일 개인중심 시스템
⑤ 의무기록이 부분적으로 전산화되는 단계

정답 ①

09 개인정보에 대한 설명으로 올바른 것은?

① 생존하고 있는 개인의 정보를 의미한다.

② 가입자의 전자서명 생성 정보를 확인하고 이를 증명하는 전자적인 정보를 의미한다.

③ 서명자를 확인하고 서명자가 전자문서에 서명하였다는 내용을 전자문서에 첨부하거나 전자적 형태의 정보를 의미한다.

④ 인증기관에서 부여된 한 쌍의 공개키와 개인키를 의미한다.

⑤ 공인 인증서를 발급, 인증관련 기록의 관리 및 업무를 하는 것을 의미한다.

 ①

10 미국 의무기록 발전 과정에서 단일 개인중심 시스템으로 인터넷을 기반으로 하는 것은?

① EMR(Electronic Medical Record System)

② EHR(Electronic Health Record System)

③ CMR(Computerized Medical Record System)

④ PHR(Personal Health Record)

⑤ AMR(Automated Medical Record)

> **해설** ① 모든 서식 등 종이 및 서식이 없이 의무기록을 데이터베이스에 구축된 단계
> ② 환자의 모든 정보를 전산에서 검색하고 자신의 건강정보를 가지고 다닐 수 있다.
> ③ 종이 의무기록을 스캐닝하여 파일저장하는 광파일 시스템
> ④ 개인의 의무기록 등 건강정보를 관리하는 단일 개인중심 시스템
> ⑤ 의무기록이 부분적으로 전산화되는 단계

정답 ④

11 미국 메사츄세츠 종합병원의 전산과학실험실에서 만든 미국 외래 진료기록 시스템은?

① COSTAR   ② TMR

③ TMIS   ④ RMRS

⑤ HELP

정답 ①

12 미국 의무기록 발전 과정에서 한 사람의 식습관, 흡연습관, 예방접종 등 개인의 건강정보를
Smart Card 형태로 가지고 다닐 수 있는 단계는?

① EMR(Electronic Medical Record System)

② EHR(Electronic Health Record System)

③ CMR(Computerized Medical Record System)

④ PHR(Personal Health Record)

⑤ AMR(Automated Medical Record)

> **해설** ① 모든 서식 등 종이 및 서식이 없이 의무기록을 데이터베이스에 구축된 단계
> ② 환자의 모든 정보를 전산에서 검색하고 자신의 건강정보를 가지고 다닐 수 있다.
> ③ 종이 의무기록을 스캐닝하여 파일저장하는 광파일 시스템
> ④ 개인의 의무기록 등 건강정보를 관리하는 단일 개인중심 시스템
> ⑤ 의무기록이 부분적으로 전산화되는 단계
> **정답** ②

13 미국 의무기록 발전 과정에서 모든 의무기록이나 영상파일들을 데이터베이스에 저장하거
나 의료서비스 정보화 기반을 마련한 시스템은?

① EMR(Electronic Medical Record System)

② EHR(Electronic Health Record System)

③ CMR(Computerized Medical Record System)

④ PHR(Personal Health Record)

⑤ AMR(Automated Medical Record)

> **해설** ① 모든 서식 등 종이 및 서식이 없이 의무기록을 데이터베이스에 구축된 단계
> ② 환자의 모든 정보를 전산에서 검색하고 자신의 건강정보를 가지고 다닐 수 있다.
> ③ 종이 의무기록을 스캐닝하여 파일저장하는 광파일 시스템
> ④ 개인의 의무기록 등 건강정보를 관리하는 단일 개인중심 시스템
> ⑤ 의무기록이 부분적으로 전산화되는 단계
> **정답** ①

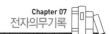
14 다음 중 전자의무기록시스템을 도입을 하고 난 이후의 기대효과가 아닌 것은?

① 실시간으로 다양한 형태의 데이터 검색이 가능하고 각종 통계정보를 추출할 수 있기 때문에 의무기록 신뢰도가 향상된다.

② 의료진 사이의 의사소통이 원활해지고 정확하고 신속한 진료를 진행할 수 있다.

③ 환자의 대기시간이 줄어드는 등 의료서비스의 전반적인 부분을 개선할 수 있다.

④ 진료정보가 체계적으로 구축되어 연구가 활성화된다.

⑤ POMR의 실현이 불가능해진다.

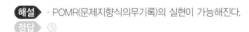
해설 · POMR(문제지향식의무기록)의 실현이 가능해진다.
정답 ⑤

15 인증서에 대한 설명으로 올바른 것은?

① 생존하고 있는 개인의 정보를 의미한다.

② 가입자의 전자서명생성 정보를 확인하고 이를 증명하는 전자적인 정보를 의미한다.

③ 서명자를 확인하고 서명자가 전자문서에 서명하였다는 내용을 전자문서에 첨부하거나 전자적 형태의 정보를 의미한다.

④ 인증기관에서 부여된 한 쌍의 공개키와 개인키를 의미한다.

⑤ 공인 인증서를 발급, 인증관련 기록의 관리 및 업무를 하는 것을 의미한다.

정답 ②

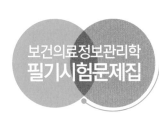
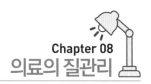
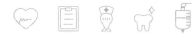
01 미국보건정보관리자 협회의 데이터 질관리 모형이 아닌 것은?

① 포괄성 ② 관련성

③ 최신성 ④ 자동화

⑤ 정확성

정답 ④

02 보건의료정보관리사가 질적 보증을 위하여 준수할 사항이 틀린 내용은?

① 적시에 작성할 기록이 정해진 시간 내에 작성되었는지 검토한다.

② 검사결과 등 임상관련 데이터가 일관되고 정확하게 유지될 수 있는 데이터 사전을 도입한다.

③ 데이터 및 정보거버넌스 개념을 도입한다.

④ 질병 및 의료행위분류 등의 데이터를 처리과정에서 포괄성을 유지하도록 한다.

⑤ 정기적으로 정보의 질을 체계적으로 평가하는 시스템을 유지한다.

해설 · 질병 및 의료행위분류 등의 데이터를 처리과정에서 정확성을 유지하도록 한다.
정답 ④

03 미국 보건정보관리자 협회에서 권고한 데이터 질 향상 활동에 대한 내용이 아닌 것은?

① 최소한의 데이터 항목 세트를 정의하고 구비한다.

② 데이터 사전에 데이터 특성을 정의한다.

③ 데이터 수집 프로토콜 및 절차를 검토하여 개선한다.

④ 데이터 조회여부를 정기적 확인

⑤ 데이터 질 결과와 권고사항에 대한 환류를 시행한다.

해설 · 데이터 입력여부를 정기적 확인은 아니다. 입력된 데이터가 정확하게 되었는지 확인한다.
정답 ④

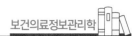

보건의료정보관리학

4 보건의료정보 작성 기준 중 명확성에 대한 설명으로 올바른 것은?

① 구체적으로 임상적으로 적절한 내용을 기술하는 것이다.

② 얼마나 쉽게 읽을 수 있는가에 대한 기준이다.

③ 주 증상에서 최종 진단명을 작성할 때까지 진료의 내용이 최대한 포함해야 한다.

④ 환자 진료에 대하여 애매모호한 표현을 하지 않아야 한다.

⑤ 보건의료정보가 치료의 근거가 될 수 있도록 합리적인 처방으로 작성하는 것이 중요하다.

 • 명확성이란 명백하고 확실한 성질로 애매모호한 의무기록은 환자에게 무엇이 잘못되었는지 설명하지 못하기 때문에 보건의료정보를 작성할 때는 명확하게 작성한다.
정답 ④

5 다음 중 정질분석을 하는 내용이 아닌 것은?

① 협진기록지는 주치의와 협진 진단이 일치하는지 검토한다.

② 의사지시기록지에서 모든 지시에 대하여 진단코드를 부여할 수 있는지 확인한다.

③ 경과기록지는 입원부터 퇴원까지 상세하게 작성한다.

④ 투약기록지의 투약기록과 진단명과의 연관성은 없다.

⑤ 간호기록지는 의사지시 내용과 간호기록이 일치하는 지 확인한다.

해설 • 투약기록지의 투약기록을 통해 진단명과의 연관성을 파악해야 한다.
정답 ④

6 보건의료정보 작성 기준 중 가독성에 대한 내용으로 올바른 것은?

① 구체적으로 임상적으로 적절한 내용을 기술하는 것이다.

② 얼마나 쉽게 읽을 수 있는가에 대한 기준이다.

③ 주 증상에서 최종 진단명을 작성할 때까지 진료의 내용을 최대한 포함해야 한다.

④ 환자 진료에 대하여 애매모호한 표현을 하지 않아야 한다.

⑤ 보건의료정보가 치료의 근거가 될 수 있도록 합리적인 처방으로 작성하는 것이 중요하다.

해설 • 예전의 의무기록은 의사들의 필체에 의하여 알아볼 수가 없었지만 현재는 전산화되어 이러한 문제점은 사라졌다. 가독성이란 의료정보의 작성기준으로 얼마나 쉽게 읽을 수 있는가에 대한 기준이다
정답 ②

7 보건의료정보 작성 기준이 아닌 것은?

① 신뢰성　　　　　　　　　② 정확성

③ 완전성　　　　　　　　　④ 명확성

⑤ 세분화

정답 ⑤

8 데이터의 신뢰도와 타당도를 높이는 방법으로 틀린 내용은?

① 정보시스템에서 검색할 때 정확성이 유지될 수 있는 방안을 모색한다.

② 질병 의료행위분류 처리과정에서 정확성을 유지한다.

③ 의무기록 정질량 분석을 한다.

④ 정확성을 유지한다.

⑤ 의무기록이외에 관련 자료들이 누락없이 신속히 수집한다.

해설 · 정보시스템에서 입력할 때 정확성이 유지될 수 있는 방안을 모색한다.

정답 ①

9 보건의료정보 작성 기준 중 신뢰성에 대한 설명으로 올바른 것은?

① 구체적으로 임상적으로 적절한 내용을 기술하는 것이다.

② 얼마나 쉽게 읽을 수 있는가에 대한 기준이다.

③ 주 증상에서 최종 진단명을 작성할 때까지 진료의 내용이 최대한 포함해야 한다.

④ 환자 진료에 대하여 애매모호한 표현을 하지 않아야 한다.

⑤ 보건의료정보가 치료의 근거가 될 수 있도록 합리적인 처방으로 작성하는 것이 중요하다.

정답 ⑤

10 한국데이터베이스진흥원이 제시한 데이터 질 기준이 아닌 것은?

① 완전성　　　　　　　　　② 유효성

③ 정확성　　　　　　　　　④ 유일성

⑤ 최신성

정답 ⑤

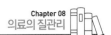

11 보건의료정보 작성 기준 중 완전성에 대한 설명으로 올바른 것은?

① 구체적으로 임상적으로 적절한 내용을 기술하는 것이다.

② 얼마나 쉽게 읽을 수 있는가에 대한 기준이다.

③ 주증상에서 최종 진단명을 작성할 때까지 진료의 내용이 최대한 포함해야 한다.

④ 환자 진료에 대하여 애매모호한 표현을 하지 않아야 한다.

⑤ 보건의료정보가 치료의 근거가 될 수 있도록 합리적인 처방으로 작성하는 것이 중요하다.

정답 ③

12 보건의료정보 작성 기준이 아닌 것은?

① 일관성　　　　　　　　② 가독성

③ 양도성　　　　　　　　④ 적시성

⑤ 무결성

정답 ③

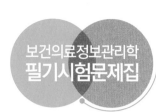

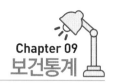
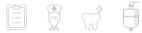

01 원발 감염자에게 접촉한 사람 중 그 병에 걸린 것을 보여주는 비율은?

① 발병률   ② 2차 발병률

③ 시점 유병률   ④ 기간 유병률

⑤ 치명율

> **해설** ① 대상 집단에서 새로 발병한 환자수의 비율
> ③ 어떤 시점에 질병을 가진 환자 비율
> ⑤ 어떤 질병으로 인하여 사망한 비율
> **정답** ②

02 산후 우울증으로 자살한 경우 구할 수 있는 지표는?

① 순사망률   ② 조사망률

③ 모성사망률   ④ 영아사망률

⑤ 신생아사망률

> **해설** 모성사망률은 임신과 관련되어 임신 중 분만 후 42일 이상의 사망으로 임신, 분만, 유산, 산욕과 관련하여 사망한 경우이다.
> **정답** ③

03 병상회전간격이 짧다는 의미는?

① 수익성이 낮다

② 병상이용률이 낮아지고 있다

③ 병상이용률이 높아지고 있다

④ 병원의 신뢰도가 낮아지고 있다.

⑤ 환자가 바뀌는 기간이 길어지고 있다.

> **해설** 병상이용률과 병상회전율이 증가할수록 수익이 증가된다.
> **정답** ③

04 수술환자는 800명으로 사망환자는 20명이다. 이중 8명이 수술 후 10일 이내에 사망하였다. 수술 후 사망률은?

① 0.2% ② 0.5%

③ 1.0% ④ 1.2%

⑤ 1.5%

 (8/800)×100
 ③

05 ∝–index가 1에 가까운 경우 의미하는 바는?

① 건강수준이 낮아지고 있다

② 건강수준이 보통이다.

③ 건강수준이 높다

④ 영아사망률이 높다

⑤ 영아 사망수가 신생아 사망수에 멀어지고 있다.

 • ∝–index는 영아사망율을 신생아 사망율로 나눈것이다
정답 ③

06 병원의 미래성장 가능성이 가장 높다는 것을 파악할 수 있는 통계 지표는?

① 초진 환자 입원율

② 외래환자 입원율

③ 외래환자 신환율

④ 외래환자 구성비

⑤ 일 평균 외래환자수

해설 의료기관에 처음 내원한 환자로 이 비율이 높다는 것은 병원의 미래성장 가능성이 높다는 것이다.
① 외래환자 중 초진으로 병원에 입원한 환자의 비율
② 일정기간 동안의 외래환자 중 입원한 실인원의 비율
③ 외래환자 1인이 평균 몇 회 진료받았는 횟수
④ 일일 평균 내원한 외래환자수
정답 ③

7 신생아용 병상이 40개인 6월의 신생아 재원환자 연인원수가 900이라면 6월의 신생아 일일 평균 재원환자수는?

① 20명 ② 24명
③ 28명 ④ 30명
⑤ 34명

해설 · 900 ÷ 3 = 30명
정답 ④

8 지연분만에 대한 기준으로 알맞은 것은?

① 초산부는 28시간, 경산부는 20시간
② 초산부는 24시간, 경산부는 18시간
③ 초산부는 20시간, 경산부는 22시간
④ 초산부는 22시간, 경산부는 24시간
⑤ 초산부는 22시간, 경산부는 26시간

정답 ②

9 태반의 일부나 전체가 자궁 내에 남아 있어 일부가 배출되는 것을 무엇이라고 하는가?

① 절박유산 ② 불가피유산
③ 계류유산 ④ 불완전유산
⑤ 치료적 유산

정답 ④

10 12월의 내과 퇴원환자수는 704명, 총재원일수는 4,634일인 경우 내과 평균재원일수는?

① 6일 ② 7일
③ 8일 ④ 9일
⑤ 10일

해설 · 4,634 ÷ 704 = 7일
정답 ②

11 왜도가 심할 때 사용할 수 있으며 극단치에 민감하게 나타나지 않는 것은?

① 산술평균   ② 최빈수

③ 중위수   ④ 산포도

⑤ 범위

> **해설** ① 측정치를 모두 더해서 개수만큼 나눈 것
> ③ 크기순으로 나열하여 중앙에 위치한 값
> ④ 평균에서 얼마나 떨어져 있는지 보는 것
> ⑤ 최대값 – 최소값
>
> **정답** ③

12 의료서비스의 특징으로 틀린 것은?

① 무형성이 높다

② 수요예측이 쉽다

③ 가격에 비하여 비탄력적이다.

④ 고객의 기대와 성과의 불일치가 크다

⑤ 소비자가 의료서비스 구입을 결정하지 않는다.

> **해설** · 수요예측이 어렵다.
>
> **정답** ②

13 공휴일과 일요일은 진료일수에서 제외하고 산출하는 통계지표는?

① 초진환자 입원율

② 외래환자 입원율

③ 외래환자 신환율

④ 일 평균 초진환자수

⑤ 일 평균 외래환자수

> **해설** · 일 평균 초진환자수는 연 초진환자수에서 연외래환자수로 나눈다.
> ① 외래환자 중 초진으로 병원에 입원한 환자의 비율
> ② 일정기간 동안의 외래환자 중 입원한 실인원의 비율
> ③ 외래환자 1인이 평균 몇 회 진료받는지에 대한 횟수
> ⑤ 일일 평균 내원한 외래환자수
>
> **정답** ④

14 병상에 대한 설명으로 틀린 것은?

① 신생아 병상은 병상에서 제외된다.

② 검사나 처치를 목적으로 이용되는 것은 병상에서 제외된다.

③ 수술 후 회복실 내의 병상은 병상에서 제외된다.

④ 외래환자들의 일시적 사용을 위한 병상은 제외된다.

⑤ 환자 격리용 병상은 병상에서 제외된다.

해설 환자 격리용 병상은 병실에 포함된다.
정답 ⑤

15 인구 천 명당 사망자수를 의미하며 1년 간 총 사망자수를 해당연도 연앙인구로 나누어 1,000분비로 표시한 것은?

① 순사망률　　　　　　　② 조사망률

③ 모성사망률　　　　　　④ 영아사망률

⑤ 신생아사망률

해설 조사망률은 자연적 사망률이다.
정답 ②

16 임신의 합병증으로 분만 후 6주 이내의 사망을 구하는 지표는?

① 순사망률　　　　　　　② 조사망률

③ 모성사망률　　　　　　④ 영아사망률

⑤ 신생아사망률

정답 ③

17 입원 잠재력이 높은 것을 나타내는 지표는?

① 일 평균 외래환자수　　　② 일일 평균 초진환자수

③ 외래환자 입원율　　　　④ 외래환자 신환율

⑤ 응급환자율

정답 ⑤

18 1년 간 총 출생자수를 해당 연도의 총인구로 나눈 수치를 1,000분비로 나타내는 지표는?

① 보통 출생률　　　　　　　　② 일반 출생률

③ 연령별 출산율　　　　　　　④ 합계 출생률

⑤ 제왕절개율

해설 ① 특정 인구 집단의 출산 수준을 나타내는 지표
② 가임 연령의 인구에 대한 출생률
④ 합계 출생률은 한 여성이 일생동안 몇명을 낳는가를 나타냄
정답 ①

19 법적 문제로 이송된 사체는 고려하지 않고 입원사망을 포함시킨 것은?

① 순사망률　　　　　　　　　② 조사망률

③ 조부검률　　　　　　　　　④ 순부검률

⑤ 병원부검률

해설 ① 입원 48시간 이후의 사망환자의 비율
② 보통사망률
정답 ③

20 전체 사망자 중 50세 이상의 사망자수를 %로 표시한 지수는?

① 비례사망지수　　　　　　　② 표준화 사망률

③ 조부검률　　　　　　　　　④ 순부검률

⑤ 병원부검률

해설 표준화 사망률은 서로 다른 지역의 사망력 수준을 비교하는 지표이다.
정답 ①

21 300병상 병원에 일일 재원환자수가 270명이었다 이날의 병상이용률은?

① 50%　　　　　　　　　　② 60%

③ 70%　　　　　　　　　　④ 80%

⑤ 90%

해설 (270/300)×100 = 90%
정답 ⑤

22 다음 내용으로 틀린 것은?

① 표본에서 얻어진 결과를 가지고 모집단을 추론한다.

② 전수조사는 모집단 전체를 조사하는 방법이다.

③ 표본조사는 모집단의 성격을 파악하는 것이다.

④ 표본조사는 시간과 비용은 절감되지 않다.

⑤ 표본으로 모집단을 추론한다.

해설 표본조사는 모집단에서 일부를 선택하여 조사하여 시간과 비용이 절감된다.
정답 ④

23 병상에 대한 설명으로 틀린 것은?

① 베지넷은 병상에 포함된다.

② 검역을 위한 병상은 병상에 포함된다.

③ 치료용 보육기는 신생아 병상에 포함된다.

④ 초산아 발육을 위한 보육기는 병상수에 포함된다.

⑤ 개설허가를 받은 병상으로 실제 운영하는 병상수를 가동병상이라고 한다.

해설 치료용 보육기는 신생아 병상에 포함되지 않는다.
정답 ③

24 다음 용어에 대한 설명이 틀린 것은?

① 출산에서 40일까지를 신생아라고 한다.

② 임신 17주~21주 내 살아있는 징후가 없거나 호흡하지 않는 상태를 태아사망이라고 한다.

③ 임신 20주 이후 분만 4주까지를 주산기라고 한다.

④ 임신 20주 이전에 출혈을 동반한 유산을 절박유산이라고 한다.

⑤ 임신 이전에 태아가 생존 가능시기 전 임신이 종결되는 것을 자연유산이라고 한다.

해설 출산에서 만 28일까지를 의미하고 4주를 의미한다.
정답 ①

25 다음 중 치료적 유산을 하는 경우가 아닌 것은?

① 유전학적 정신적장애가 있는 경우

② 본인 또는 배우자가 전염성 질환이 있음

③ 강간 또는 준강간에 의하여 임신됨

④ 혼인할 수 있는 상태 임신

⑤ 태아의 기형이 의심되는 경우

> **해설** · 치료적 유산은 법적으로 허용된 유산을 시행하는 것을 의미하며 산모의 생명, 건강에 의한 의학적 적응증, 태아의 신체적 정신적 이상이나 강간이나 근친상간 등의 의한 인공유산을 의미한다.
>
> **정답** ④

26 외래환자 1인이 평균 몇 회 진료받았는지를 알 수 있는 지표는?

① 초진 환자 입원율   ② 외래환자 입원율

③ 평균 내원횟수   ④ 일 평균 초진환자수

⑤ 일 평균 외래환자수

> **해설** ① 외래환자 중 초진으로 병원에 입원한 환자의 비율
> ② 일정기간 동안의 외래환자 중 입원한 실인원의 비율
> ③ 외래환자 1인이 평균 몇 회 진료받았는 횟수
> ④ 일일 평균 내원한 외래환자수
>
> **정답** ③

27 병상회전율이 증가하는 경우는?

① 병상이용률이 높고 수익성이 증가한다.

② 병상회전간격이 길다

③ 병상이용률이 낮다.

④ 수익성은 저하된다.

⑤ 병원의 신뢰도가 떨어지고 있다.

> **해설** · 병상이용률과 병상회전율이 증가할 수록 수익이 증가된다.
>
> **정답** ①

28 병원에서 사망이 33명, 이중 8구의 사체를 병원 병리의사가 부검한 경우 순 부검률은?

① 24%
② 14%
③ 4%
④ 34%
⑤ 44%

해설 · (8/33) × 100 = 24%
정답 ①

29 서로 다른 지역의 사망력 수준을 비교하는 지표로, 지역별로 비교할 때 비교 집단의 인구 구성을 비슷하게 하는 지표는?

① 비례사망지수
② 표준화사망률
③ 조부검률
④ 순부검률
⑤ 병원부검률

해설 비례사망률은 50세 이상의 사망자수를 %로 표시한 지수이다.
정답 ②

30 어떤 질병에 걸린 환자 중 질병으로 인하여 사망한 비율은?

① 발병률
② 2차 발병률
③ 시점 유병률
④ 기간 유병률
⑤ 치명율

정답 ⑤

31 24시 자정을 기준으로 그 시간에 병상을 차지하고 있는 환자수를 나타내는 지표는?

① 시점 재원환자수
② 일일 재원환자수
③ 평균 내원횟수
④ 재원환자 연인원수
⑤ 일일 평균 재원환자

해설 매일 매일의 재원환자 현황을 파악하는 것은 일일 재원환자수이다.
정답 ①

32 명칭으로 구분하는 자료를 무엇이라고 하는가?

① 이산형 변수 ② 명목형 변수

③ 순위형 변수 ④ 등간형 변수

⑤ 연속형 변수

정답 ②

33 자궁입구가 닫힌 상태에서 사망한 태아가 자궁 내에 있는 경우를 무엇이라고 하는가?

① 절박유산 ② 불가피유산

③ 계류유산 ④ 불완전유산

⑤ 치료적 유산

정답 ③

34 다음 내용으로 틀린 것은?

① 표본으로 얻는 정보를 이용하여 모집단을 예측하는 것은 추측통계학이다.

② 순위형 변수는 배수가 된다.

③ 측정 등 수량의 형태로 가진 자료는 양적자료이다.

④ 숫자로 표시될 수 없는 자료를 질적자료라고 한다.

⑤ 명목형과 순위형 자료를 범주형 자료라고 한다.

해설 순위형 변수는 배수는 안 된다.
정답 ②

35 가동병상에 포함되는 것은?

① 응급실 ② 환자 격리용 병상

③ 수술실 ④ 신생아실

⑤ 회복실

정답 ②

36 이상치에 의하여 영향을 많이 받으며 측정치를 모두 더해서 나눈 것은?

① 산술평균   ② 최빈수

③ 중위수   ④ 산포도

⑤ 범위

> **정답** ①

37 어떤 기간에 질병을 가진 환자의 비율은?

① 발병률   ② 2차 발병률

③ 시점 유병률   ④ 기간 유병률

⑤ 치명율

> **해설** ① 대상 집단에서 새로 발병한 환자수의 비율
> ③ 어떤 시점에 질병을 가진 환자 비율
> ⑤ 어떤 질병으로 인하여 사망한 비율
> **정답** ④

38 순부검률에 포함되는 것은?

① 신생아 사망   ② 응급실 사망

③ 폭력으로 인한 죽음   ④ 법적문제로 검시관에게 이송

⑤ 의심되는 죽음

> **정답** ①

39 총 퇴원환자수는 2,000명, 아픈 신생아 퇴원환자수는 250명으로 이 중 사망한 환자수는 30명이다. 신생아 사망률은?

① 10%   ② 15%

③ 20%   ④ 12%

⑤ 8%

> **해설** (30/250) × 100 = 12%
> **정답** ④

40 의료관리나 병원관리의 지표로 많이 사용되며 길게 입원한 환자의 퇴원이 포함되면 크게 변동할 수 있는 지표는?

① 초진 환자 입원율　　　　　② 평균재원일수
③ 외래환자 신환율　　　　　④ 일 평균 초진환자수
⑤ 일 평균 외래환자수

> **해설** · 평균재원일수는 퇴원환자 총 재원일수에서 퇴원환자수로 나눈다.
> ① 외래환자 중 초진으로 병원에 입원한 환자의 비율
> ② 일정기간 동안의 외래환자 중 입원한 실인원의 비율
> ③ 외래환자 1인이 평균 몇 회 진료받았는 횟수
> ④ 일일 평균 내원한 외래환자수
>
> **정답** ②

41 통계 척도를 사용하여 모든 품질수준을 정량적으로 평가하는 의료서비스의 질 관리 기법은?

① 어골도　　　　　② TQM
③ 6 SIGMA　　　　④ 명목척도
⑤ 업무흐름도

> **정답** ③

42 자궁 입구가 열림상태에서 양막이 파열되어 유산되는 것을 의미하는 것은?

① 절박유산　　　　　② 불가피유산
③ 계류유산　　　　　④ 불완전유산
⑤ 치료적 유산

> **정답** ②

43 병원의 시설 이용도를 간접적으로 나타내는 지표인 것은?

① 병상이용률　　　　　② 병상회전율
③ 병원부검률　　　　　④ 평균재원일수
⑤ 수술 후 사망률

> **해설** 병상이용률을 병원규모를 나타내며 입원하고 있는 환자의 병상에 대한 비율을 나타낸다.
> **정답** ①

44 비대칭으로 있으면서 꼬리가 우측으로 길고 두껍게 있는 것을 무엇이라고 하는가?

① 왜도   ② 도수분포표

③ 히스토그램   ④ 4분위수

⑤ 범위

> **해설** • 도수분포표 – 각 계급의 도수를 조사하여 분포상태를 나타낸 표
> • 히스토그램 – 도수분포표를 그림으로 나타낸 것
> • 4분위수 – 분표를 보여줄 때
> • 범위 – 최대값 – 최소값
>
> **정답** ①

45 일정기 간의 연외래환자수를 외래진료일수로 나누어 산출하는 것을 무엇이라고 하는가?

① 일 평균 외래환자수   ② 일일 평균 초진환자수

③ 외래환자 입원율   ④ 외래환자 신환율

⑤ 응급환자율

> **해설** ① 일평균외래환자수는 1일 평균 내원한 외래환자를 알아볼수 있는 지표이다
> ② 외래환자중 초진으로 병원에 입원한 환자의 비율
> ③ 일정기간 동안의 외래환자 중 입원한 실인원의 비율
> ④ 의료기관에 처음 내원한 환자율
> ⑤ 응급환자 중 입원한 비율이다
>
> **정답** ①

46 일정기간 동안 외래환자 중 입원한 실인원의 비율로 입원환자실 인원를 연외래환자수로 나눈 것을 무엇이라고 하는가?

① 초진 환자 입원율   ② 외래환자 입원율

③ 외래환자 신환율   ④ 외래환자 구성비

⑤ 일 평균 외래환자수

> **해설** ① 일정기간 동안 연 외래 환자 중 초진으로 그 병원에 입원한 환자의 비율
> ② 의료기관에 처음 내원한 환자
> ④ 건강보험, 의료급여, 산재, 자동차 보험 등의 보험 유형별로 구성비를 산출하는 것
> ⑤ 1일 평균 내원한 외래환자를 알아보는 지표
>
> **정답** ②

47 12월 전체 퇴원환자수는 710명, 정상신생아 15명, 이중 사망자수는 8명(신생아 사망을 3명)인 경우 12월의 조사망률은?

① 0.98%

② 0.99%

③ 0.1%

④ 1.3%

⑤ 1.5%

해설 (11명/710) × 100 = 1.5%

정답 ⑤

48 200개 병상을 가진 병원의 7월의 재원환자수가 3,480명이라면 7월의 일일 평균 재원환자수는?

① 98명

② 99명

③ 100명

④ 112명

⑤ 115명

해설 3480

정답 ④

49 출생 후 1년 이내의 사망으로 건강수준이 향상되면 사망률이 줄어들며 국민보건상태 지표로 사용되는 것은?

① 순사망률

② 조사망률

③ 모성사망률

④ 영아사망률

⑤ 신생아사망률

정답 ④

50 병상이용률이 같은 병원을 비교할 때 평균재원일수가 짧은 경우 의미하는 것은?

① 환자가 적다

② 수익이 낮다

③ 외래환자가 많다.

④ 병상회전율이 높다

⑤ 퇴원일수가 길다.

해설 평균재원일수가 짧은 경우 병상회전율은 높다.

정답 ④

51 내원하는 환자의 질환의 중증도를 측정할 수 있고 의사의 진료방식 및 지명도와 관련 있는 통계는?

① 초진 환자 입원율　　　　　　② 외래환자 입원율

③ 외래환자 신환율　　　　　　④ 외래환자 구성비

⑤ 일 평균 외래환자수

> **해설** ① 일정기간 동안 연 외래 환자 중 초진으로 그 병원에 입원한 환자의 비율
> ③ 의료기관에 처음 내원한 환자
> ④ 건강보험, 의료급여, 산재, 자동차 보험 등의 보험 유형별로 구성비를 산출하는 것
> ⑤ 1일 평균 내원한 외래환자를 알아보는 지표
> **정답** ②

52 병상이용률 계산할 때 포함되는 병상은?

① 외래 검사실　　　　　　② 외래진료실

③ 중환자실　　　　　　④ 수술실

⑤ 분만실

> **정답** ③

53 최대값에서 최소값을 뺀 것은?

① 산술평균　　　　　　② 최빈수

③ 중위수　　　　　　④ 산포도

⑤ 범위

> **정답** ⑤

54 분만시간이 길어서 모체나 태아에 장애가 생기는 이상분만을 무엇이라고 하는가?

① 지연분만　　　　　　② 난산

③ 급속분만　　　　　　④ 조산

⑤ 자연분만

> **해설** 지연분만과 급속분만은 시간에 의한 기준이 있다.
> **정답** ②

55 경영과 업무 조직구성원의 자질까지도 품질 개념에 넣어 관리하는 의료서비스의 질 관리 기법은?

① 어골도   ② TQM

③ 6 SIGMA   ④ 명목척도

⑤ 업무흐름도

정답 ②

56 입원한 이후 48시간 이전에 사망한 환자를 사망률 계산에 포함하지 않는 지표는?

① 순사망률   ② 조사망률

③ 모성사망률   ④ 영아사망률

⑤ 신생아사망률

해설 • 48시간은 진단이나 치료를 위한 충분한 시간이 아니기에 순사망률 계산에 불포함한다.

정답 ①

57 한 여성이 평생 출생하는 어린이 수를 나타내는 지표는?

① 보통 출생률   ② 일반 출생률

③ 연령별 출산율   ④ 합계 출생률

⑤ 제왕절개율

해설 ① 특정 인구 집단의 출산 수준을 나타내는 지표
② 가임 연령의 인구에 대한 출생률

정답 ④

58 1년 단위로 구하는 통계지표로 국가 간 의료서비스를 비교하는 지표로 많이 사용하는 것은?

① 순사망률   ② 조사망률

③ 모성사망률   ④ 영아사망률

⑤ 신생아사망률

정답 ④

59 1년 간 4,500명의 분만환자 중 이중 350건이 제왕절개를 하였다 1년 간의 제왕절개율을 구하시오.

① 8.0%

② 1.0%

③ 1.2%

④ 1.5%

⑤ 1.8%

 해설 (350/4,500) × 100 = 8.0%
정답 ①

60 임신 20주 이전 연속 3회 이상 자연유산이 되는 것을 무엇이라고 하는가?

① 절박유산

② 불가피유산

③ 계류유산

④ 습관성유산

⑤ 치료적 유산

 정답 ④

61 병원사망에 포함하지 않는 환자는?

① 수술실에서의 사망

② 신생아 사망

③ 응급실에서 입원수속 전 사망

④ 특수치료실에서 사망

⑤ 회복실에서 사망

 정답 ③

62 한정된 기간에서 대상 집단에서 새로 발병한 환자수의 비율을 무엇이고 하는가?

① 발병률

② 2차 발병률

③ 시점 유병률

④ 기간 유병률

⑤ 치명율

 정답 ①

63   병원부검에 포함하지 않는 것은?

① 신생아   ② 사산아

③ 입원환자   ④ 병원환자

⑤ 사망당시 병원에 있지 않았던 과거의 환자

정답 ②

64   일정 시점에 질병을 가진 환자의 비율은?

① 발병률   ② 2차 발병률

③ 시점 유병률   ④ 기간 유병률

⑤ 치명율

해설 ① 대상 집단에서 새로 발병한 환자수의 비율
     ③ 어떤 시점에 질병을 가진 환자 비율
     ⑤ 어떤 질병으로 인하여 사망한 비율

정답 ③

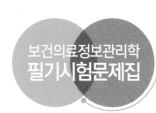
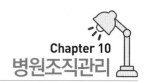
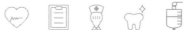
01 미래의 리더십 스타일로 상하간에 상호신뢰를 근거로 가지고 있는 리더십 모형은?

① 리더 성원 교환 모형   ② 리더십 귀인모형

③ 변혁적 리더십 모형   ④ 셀프 리더십 모형

⑤ 전통적 리더십

> **해설** ① 리더가 직원을 핵심집단과 외부집단으로 구분하는 모형이다.
> ② 리더가 부하의 행위를 어떻게 귀인하느냐에 따라 부하에 대한 행위에 영향을 미친다.
> ③ 부하와 상사 간의 상호신뢰에 근거를 두는 것
> ④ 부하들이 자기 스스로 이끌어나가고 리더는 지원하는 과정을 의미한다.
>
> **정답** ⑤

02 전자문서관리시스템을 의미하는 것은?

① EDMS   ② ADT

③ DSS   ④ CRM

⑤ ERP

> **해설** • EDMS(Electronic Document Management System 전자문서관리시스템)
> ② 입퇴원등록시스템(ADT; Admission Discharge Transfer)
> ③ 의사결정지원시스템(DSS; Decision Support System)
> ④ 고객관리시스템(CRM; Customer Relationship Management)
> ⑤ 전사적자원관리(ERP; Enterprise Resources Planning)
>
> **정답** ①

03 병원의 중 단기 계획을 수립하고 업무 실적 통계를 작성하고 위원회 운영과 홍보에 관한 업무를 담당하는 곳은?

① 이사회   ② 병원장

③ 기획실   ④ 진료부서

⑤ 간호부서

> **정답** ③

04 상급자가 하급자에게 권위를 양도하는 것을 무엇이라고 하는가?

① 멘토 ② 사기

③ 시정조치 ④ 예비교육

⑤ 위임

> **해설** • 위임은 상급자가 하급자에게 권위를 양도하는 것을 의미한다.
> • 사기는 직무수행 의욕이라고 한다.
>
> **정답** ⑤

05 특정목표를 달성하기 위하여 미래에 발생이 예상되는 특정행위를 화폐가치로 환산한 것을 무엇이라고 하는가?

① 표준 ② 생산성

③ 변이분석 ④ 시정조치

⑤ 예산

> **해설** • 생산성 – 업무성과 및 감독의 결과
> • 변이분석 – 감독활동으로 알게 된 표준에서의 편차에 대한 비판적 조사방법
> • 시정조치 – 변이분석으로 알게 된 문제점들에 대한 해결방안
> • 예산 – 미래에 발생되는 예상행위를 화폐가치로 환산한 것
>
> **정답** ⑤

06 고과자가 피고과자를 평가하는 데에는 한계가 있기 때문에 피고과자가 자신의 업적, 능력, 특성 등을 평가하여 인사관리의 자료로 활용하는 것은?

① 자기신고법 ② 목표관리

③ 기획 ④ 표준설정

⑤ 업무간소화

> **정답** ①

07 성과관리 시스템의 주요전략을 측정하고 현실적 목표로 전환시킬 수 있는 관리체계는?

① 사후검토 ② 균형성과표

③ TQM ④ 6 SIGMA

⑤ 품질경영

> **정답** ②

08 업무의 순조로운 순서, 즉 업무의 흐름에 따라 도표화한 것은?

① 업무지침서　　　　　　　② 실배치도

③ 조직표　　　　　　　　　④ 업무분장표

⑤ 업무의 흐름도

> **해설** ・업무지침서 – 업무수행을 문서화한 자료
> ・직무기술서 – 직무의 내용, 조건, 필요한 기술 등을 기록
> ・업무흐름도 – 업무과정을 기록
> ・업무분장표 – 직원별 업무종류와 소요시간 집계
>
> **정답** ②

09 다음 중 병원 조직의 특성이 아닌 것은?

① 노동집약적

② 이원적인 지배구조

③ 도덕적, 윤리적 덕목 중시

④ 통제가 용이

⑤ 최고의 의료서비스 제공과 최소비용

> **해설** ・통제가 어렵다.
>
> **정답** ④

10 병원 조직의 기능으로 틀린 것은?

① 치료서비스 제공　　　　　② 사회적 봉사적 차원

③ 지역사회의 대표　　　　　④ 전문적 교육 및 훈련제공

⑤ 과학적 연구 수행

> **정답** ③

11 외국인 진료지원이나 검사예약업무를 담당하는 곳은?

① 홍보실　　　　　　　　　② 고객지원실

③ 기획실　　　　　　　　　④ 원무부서

⑤ 교육 수련부

> **정답** ②

12 조직의 책임과 권한의 한계, 비능률적인 직원의 배분, 권위의 혼란, 과다한 통솔범위, 중간 감독직의 부족여부를 파악할 수 있는 것은?

① 업무지침서　　　　　　　　② 직무기술서

③ 조직표　　　　　　　　　　④ 업무분장표

⑤ 업무의 흐름도

정답 ③

13 권한이란?

① 부하직원들에게 어떤 일을 하게 하거나 금지시키는 힘이다.

② 조직 내 구성을 일목요연하게 볼 수 있다.

③ 직원들이 처신하는데 지침이 된다.

④ 직원들의 행동범위를 제한한다.

⑤ 직원의 보유하고 있는 능력을 평가하는 것이다.

정답 ①

14 조직표에 대한 내용으로 올바른 것은?

① 부하직원들에게 어떤 일을 하게 하거나 금지시키는 힘이다.

② 조직 내 구성을 일목요연하게 볼 수 있고 조직 내 직위의 책임과 권위의 한계를 나타낸다.

③ 직원들이 처신하는데 지침이 된다.

④ 직원들의 행동범위를 제한한다.

⑤ 직원의 보유하고 있는 능력을 평가하는 것이다.

정답 ②

15 병원의 경영목표와 계획을 세우고 병원 조직 구성원의 안전과 적절한 보상을 보장하는 곳은?

① 이사회　　　　　　　　　　② 병원장

③ 기획실　　　　　　　　　　④ 진료부서

⑤ 간호부서

정답 ②

16 사기에 대하여 조사하는 방법이 아닌 것은?

① 고충처리   ② 면접법

③ 질문서법   ④ 사회측정법

⑤ 근무관계 기록조사

> **해설** ・고충처리는 직장에 불만 감정이 있거나 인사관리에 불이익을 당했을 때 고충심사위원회에서 고충을 심의한다.
> **정답** ①

17 부하들 입장에서 자기 규제와 자기 통제에 의하여 자신을 스스로 이끌어 나가는 리더십은?

① 리더 성원 교환 모형   ② 리더십 귀인모형

③ 변혁적 리더십 모형   ④ 셀프 리더십 모형

⑤ 전통적 리더십

> **해설** ① 리더가 직원을 핵심집단과 외부집단으로 구분하는 모형이다.
> ② 리더가 부하의 행위를 어떻게 귀인하느냐에 따라 부하에 대한 행위에 영향을 미친다.
> ③ 부하와 상사 간에 상호 신뢰에 근거를 두는 것
> ④ 리더와 부하 사이에 이해관계에 따른 거래적 관계모형
> **정답** ④

18 충고자나 조언자 및 상담자로서의 역할을 하는 것을 무엇이라고 하는가?

① 멘토   ② 사기

③ 시정조치   ④ 예비교육

⑤ 위임

> **해설** ・위임은 상급자가 하급자에게 권위를 양도하는 것을 의미한다.
> ・사기는 직무수행 의욕이라고 한다.
> **정답** ①

19 의사소통의 장애요인이 아닌 것은?

① 매체   ② 여과

③ 선택지각   ④ 감정상태

⑤ 발신자와 수신자 착오

> **정답** ⑤

20 투입된 제요소가 효과적으로 사용되었는지를 나타내는 척도를 무엇이라고 하는가?

① 표준   ② 생산성

③ 변이분석   ④ 시정조치

⑤ 예산

> **해설** · 생산성 – 업무성과 및 감독의 결과
> · 변이분석 – 감독활동으로 알게 된 표준에서의 편차에 대한 비판적 조사방법
> · 시정조치 – 변이분석으로 알게 된 문제점들에 대한 해결방안
> · 예산 – 미래에 발생되는 예상행위를 화폐가치로 환산한 것
>
> **정답** ②

21 기관에서 하고 있는 내용을 사실적으로 표현한 것은?

① 계획   ② 사명

③ 지도   ④ 통제

⑤ 규정

> **해설** · 계획은 정책, 절차, 표준, 규정 등으로 기본적으로 수행하는 업무과 관련된 활동이다.
> · 지도는 목표에 적합한 방법으로 달성되도록 업무수행 집단을 자극하는 기능이다.
> · 통제는 기획의 피드백과정이다.
> · 규정은 꼭 해야할 일과 금지해야할 일을 묘사한 것이다.
>
> **정답** ②

22 변화하는 상황 속에서 조직을 인도해 주는 기능은?

① 효과성   ② 목표

③ 자원   ④ 업무절차

⑤ 업무지침서

> **해설** · 업무절차는 단위업무 활동을 위한 계획으로 항목별로 구분되어 구성되어 있고 부서 내 수행할 업무 순서를 정해 놓은 것이다.
> · 업무지침서는 업무절차를 문서화한 것이다.
>
> **정답** ②

23 목표달성을 위한 업무수행의 기준이 되는 것은?

① 표준   ② 생산성

③ 변이분석   ④ 시정조치

⑤ 예산

> **정답** ①

24 신규예비 교육이나 순환 보직시 중요한 지침이 될 수 있는 것은?

① 업무지침서　　　　　　　　② 직무기술서

③ 업무흐름도　　　　　　　　④ 업무분장표

⑤ 업무의 간소화

> **해설** • 직무기술서 – 직무의 내용, 조건, 필요한 기술 등을 기록
> • 업무흐름도 – 업무과정을 기록
> • 업무분장표 – 직원별 업무종류와 소요시간 집계
> • 업무의 간소화 – 보다 쉬운 업무 방법을 찾기 위한 방법
>
> **정답** ①

25 상위관리자와 하위자가 공동의 목표를 설정하고 조직 구성원 개개인이 자기를 통제하는 방법으로 높은 성과를 유도하게 하는 경영기법은?

① 지도　　　　　　　　　　　② 목표관리

③ 기획　　　　　　　　　　　④ 표준설정

⑤ 업무간소화

> **해설** • 지도 – 업무수행하도록 작업집단을 자극한다.
> • 표준설정 – 목표달성을 위한 업무수행의 기준이다.
> • 업무간소화 – 보다 쉽고 보다 나은 업무 방법을 찾기 위한 조직화된 방법을 의미한다.
>
> **정답** ②

26 병원에 막대한 자금이 소요될 경우 편성하는 예산은?

① 자본예산　　　　　　　　　② 수지예산

③ 표준예산　　　　　　　　　④ 영기준예산

⑤ 성과주의예산

> **해설** • 수지예산 – 추정의료수익, 부대수익 등이 포함되는 예산
> • 표준예산 – 한 사람의 책임하에 예산과에서 작성
> • 영기준예산 – 전년도 예산을 무시하고 새로 평가하여 세움
> • 성과주의 예산 – 각 계획하에서 수행되는 성과와 작업의 양적 측정자료가 표시되는 예산
>
> **정답** ①

27 리더와 부하의 이해 관계에 따른 거래적 관계인 리더십 모형은?

① 리더 성원 교환 모형   ② 리더십 귀인모형

③ 변혁적 리더십 모형   ④ 셀프 리더십 모형

⑤ 전통적 리더십

> **해설** ① 리더가 직원을 핵심집단과 외부집단으로 구분하는 모형이다.
> ② 리더가 부하의 행위를 어떻게 귀인하느냐에 따라 부하에 대한 행위에 영향을 미친다.
> ③ 부하와 상사 간의 상호신뢰에 근거를 두는 것
> ④ 부하들이 자기 스스로 이끌어나가고 리더는 지원하는 과정을 의미한다.
>
> **정답** ⑤

28 의무기록위원회에 대한 내용으로 틀린 것은?

① 적어도 1년에 4회이상 소집한다.

② 보건의료정보 비밀유지의 역할을 한다.

③ 위원장은 보건복지부 장관이 임명한다.

④ 의부기록 관리 규정에 대한 개정 및 표준화를 한다.

⑤ 병원장이 요구, 위원장이 필요하다고 인정할 때 소집할 수 있다.

> **해설** • 위원장은 병원장이 임명한다.
>
> **정답** ③

29 미리 설정한 계획과 일치하도록 감독하고 지휘하며 미래지향적인 기능을 하는 것은?

① 계획   ② 목표

③ 지도   ④ 통제

⑤ 규정

> **해설** • 계획은 기본적으로 수행하는 업무과 관련된 활동
> • 목표는 조직을 인도해주는 기증이 있다.
> • 지도는 목표에 적합한 방법으로 달성되도록 업무수행 집단을 자극하는 기능이다.
> • 규정은 꼭 해야할 일과 금지해야할 일을 묘사한 것이다.
>
> **정답** ④

30 통솔범위란?

① 권한을 가지고 통솔하는 직원의 수를 의미한다.

② 집단 활동을 미리 설정한 계획과 일치하도록 감독하고 지휘하는 것을 의미한다.

③ 감독적 의미가 강하고 미래지향적인 기능이다.

④ 원칙에 따라 업무수행이 되는지 검토하고 위배시 원인을 파악한다.

⑤ 부하직원들의 능력에 알맞은 명령을 내리는 것이다.

> **해설** ②, ③, ④ – 통제기능
> ⑤ 지도기능
> **정답** ①

31 자신이 자기 신고서를 작성하여 고과자에게 제출하는 방법은?

① 자기신고법   ② 목표관리

③ 기획   ④ 표준설정

⑤ 업무간소화

> **정답** ①

32 업무과정을 단계별로 기록하여 업무 절차를 연구하고 문제점을 개선하기 위한 중요자료가 되는 것은?

① 업무지침서   ② 직무기술서

③ 업무흐름도   ④ 업무분장표

⑤ 업무의 간소화

> **해설** • 업무지침서 – 업무 수행을 문서화 한 것
> • 직무기술서 – 직무의 내용, 조건, 필요한 기술 등을 기록한 것
> • 업무분장표 – 직원별 업무 종류와 소요시간 집계
> **정답** ③

33 병원의 모든 행정에 관여하며 법적, 도덕적 및 지역사회에 대하여 책임을 지는 곳은?

① 이사회   ② 병원장

③ 기획실   ④ 진료부서

⑤ 간호부서

> **정답** ①

34 꼭 해야 할 일과 금지해야 할 일을 묘사한 것은?

① 계획   ② 목표

③ 지도   ④ 통제

⑤ 규정

 해설
- 계획 – 기본적으로 수행하는 업무와 관련된 활동이다.
- 목표 – 조직을 인도해주는 기능이 있다.
- 지도 – 목표에 적합한 방법으로 달성되도록 업무수행 집단을 자극하는 기능이다.
- 통제 – 기획의 피드백과정이다.
- 규정 – 꼭 해야할 일과 금지해야 할 일을 묘사한 것이다.

정답 ⑤

35 병원을 신축 또는 증축할 때 편성하는 예산은?

① 자본예산   ② 수지예산

③ 표준예산   ④ 영기준예산

⑤ 성과주의예산

 해설
- 수지예산 – 추정의료수익, 부대수익 등이 포함되는 예산
- 표준예산 – 한 사람의 책임하에 예산과에서 작성
- 영기준예산 – 전년도 예산을 무시하고 새로 평가하여 세움
- 성과주의 예산 – 각 계획하에서 수행되는 성과와 작업의 양적 측정자료가 표시되는 예산

정답 ①

36 청구서, 주문서, 인터뷰, 비디오 뉴스 등 많은 양의 문서를 변환하고 저장하는 기업에 필요한 시스템은?

① EDMS   ② ADT

③ DSS   ④ CRM

⑤ ERP

 해설
① 전자문서관리시스템(EDMS; Electronic Document Management System)
② 입퇴원등록시스템(ADT; Admission Discharge Transfer)
③ 의사결정지원시스템(DSS; Decision Support System)
④ 고객관리시스템(CRM; Customer Relationship Management)
⑤ 전사적자원관리(ERP; Enterprise Resources Planning)

정답 ①

37 인턴과 레지던트들의 교육과 훈련을 담당하는 곳은?

① 시설부서   ② 고객지원실

③ 중앙공급실   ④ 감염관리실

⑤ 교육 수련부

정답 ⑤

38 관리의 기본구성요소가 아닌 것은?

① 효과성   ② 기능

③ 자원   ④ 목표

⑤ 생산성

정답 ⑤

39 학연, 혈연, 지연 등의 문화에 영향을 맡아 리더가 밑의 직원을 핵심집단과 외부집단으로 구분하는 리더십 모형은?

① 리더 성원 교환 모형   ② 리더십 귀인모형

③ 변혁적 리더십 모형   ④ 셀프 리더십 모형

⑤ 전통적 리더십

해설 ① 리더가 직원을 핵심집단과 외부집단으로 구분하는 모형이다.
　　 ② 리더가 부하의 행위를 어떻게 귀인하느냐에 따라 부하에 대한 행위에 영향을 미친다.
　　 ③ 부하와 상사 간의 상호신뢰에 근거를 두는 것이다.
　　 ④ 부하들이 자기 스스로 이끌어나가고 리더는 지원하는 과정을 의미한다.
정답 ①

40 직원 모집을 하고 선발할 때 사용하는 것은?

① 업무지침서   ② 직무기술서

③ 조직표   ④ 업무분장표

⑤ 업무흐름도

해설 • 업무지침서 – 업무수행을 문서화한 자료
　　 • 직무기술서 – 직무의 내용, 조건, 필요한 기술 등을 기록
　　 • 업무흐름도 – 업무과정을 기록
　　 • 업무분장표 – 직원별 업무종류와 소요시간 집계
정답 ②

41 전년도의 예산을 무시하고 사업의 효율성을 새롭게 평가하여 편성하는 예산은?

① 자본예산　　　　　　　　　　② 수지예산

③ 표준예산　　　　　　　　　　④ 영기준예산

⑤ 성과주의예산

> **해설** ・ 자본예산 – 큰 자본이 들어가는 예산 편성
> ・ 수지예산 – 추정의료수익, 부대수익 등이 포함되는 예산
> ・ 표준예산 – 한 사람의 책임하에 예산과에서 작성
> ・ 영기준예산 – 전년도 예산을 무시하고 새로 평가하여 세움
> ・ 성과주의예산 – 각 계획하에서 수행되는 성과와 작업의 양적 측정자료가 표시되는 예산
>
> **정답** ④

42 권한에 대한 설명으로 틀린 것은?

① 부하들에게 명령하는 직원을 말한다.

② 큰 조직에서 조직 내 연장자나 장기근속자 등에서의 권한을 비공식적 권한이라 한다.

③ 비공식적 권한을 잘 이용하면 직원들의 사기가 향상된다.

④ 어떤 일을 하게 하거나 금지시키는 힘이다.

⑤ 집단 활동을 미리 설정한 계획과 일치하도록 감독하고 지휘하는 것을 의미한다.

> **해설** ・ 집단 활동을 미리 설정한 계획과 일치하도록 감독하고 지휘하는 것은 통제의 의미이다.
>
> **정답** ⑤

43 기관의 미래 초상화 및 가치관을 무엇이라고 하는가?

① 계획　　　　　　　　　　　　② 사명

③ 지도　　　　　　　　　　　　④ 비전

⑤ 규정

> **해설** ・ 계획은 정책, 절차, 표준, 규정 등으로 기본적으로 수행하는 업무과 관련된 활동이다.
> ・ 지도는 목표에 적합한 방법으로 달성되도록 업무수행 집단을 자극하는 기능이다.
> ・ 사명은 기관에서 하고 있는 주어진 임무를 의미한다.
> ・ 규정은 꼭 해야 할 일과 금지해야 할 일을 묘사한 것이다.
>
> **정답** ④

44 달성하고자 하는 원하는 결과를 확정하는 과정으로 결과를 달성하기 위하여 행동방침을 정하고 미래를 예측하는 것은?

① 지도　　　　　　　　　　　② 목표관리

③ 기획　　　　　　　　　　　④ 표준설정

⑤ 업무간소화

> **해설** • 지도 – 업무 수행하도록 작업집단을 자극한다.
> • 목표관리 – 상위관리자와 하위자가 공동의 목표를 설정하고 자기 통제하는 방법이다.
> • 표준설정 – 목표 달성을 위한 업무 수행의 기준으로 관리 기획 기능에서 설정한 목표에 포함되어야 한다.
> • 업무간소화 – 보다 쉽고 보다 나은 업무 방법을 찾기 위한 조직화된 방법을 의미한다.
>
> **정답** ③

45 하위자의 동기부여가 증가되고 조직의 인간화가 이루어져 조직발전에 기여하게 되는 경영 기법은?

① 지도　　　　　　　　　　　② 목표관리

③ 기획　　　　　　　　　　　④ 표준설정

⑤ 업무간소화

> **해설** • 지도 – 업무수행하도록 작업집단을 자극한다.
> • 목표관리 – 상위관리자와 하위자가 공동의 목표를 설정하고 자기 통제하는 방법이다.
> • 표준설정 – 목표달성을 위한 업무수행의 기준으로 관리 기획기능에서 설정한 목표에 포함되어야 한다.
> • 업무간소화 – 보다 쉽고 보다 나은 업무 방법을 찾기 위한 조직화된 방법을 의미한다.
>
> **정답** ②

46 직원들이 처신하는데 지침이 되고 행동범위를 제한하는 것은?

① 계획　　　　　　　　　　　② 목표

③ 지도　　　　　　　　　　　④ 통제

⑤ 규정

> **해설** • 계획은 기본적으로 수행하는 업무와 관련된 활동
> • 목표는 조직을 인도해주는 기능이 있다.
> • 지도는 목표에 적합한 방법으로 달성되도록 업무수행 집단을 자극하는 기능이다.
> • 규정은 꼭 해야 할 일과 금지해야 할 일을 묘사한 것이다.
>
> **정답** ⑤

47 통솔범위에 영향을 주는 요인이 아닌 것은?

① 의사소통 ② 부하의 능력

③ 계획의 정도 ④ 자원

⑤ 거리

정답 ④

48 업무절차를 문서화한 것은?

① 업무지침서 ② 직무기술서

③ 업무흐름도 ④ 업무분장표

⑤ 업무의 간소화

해설 • 직무기술서 – 직무의 내용.조건, 필요한 기술등을 기록
• 업무흐름도 – 업무과정을 기록
• 업무분장표 – 직원별 업무종류와 소요시간 지볘
• 업무의 간소화 – 보다 쉬운 업무 방밥을 찾기위한 방법

정답 ①

49 전통적인 재무분야의 성과 측정과 조직의 성공요인에 관련된 운영 분야의 측정을 균형적으로 결합한 관리체계를 무엇이라고 하는가?

① 사후검토 ② 균형성과표

③ TQM ④ 6 SIGMA

⑤ 품질경영

정답 ②

50 병원 운영에 최종결정권을 가지는 곳은?

① 이사회 ② 병원장

③ 기획실 ④ 진료부서

⑤ 간호부서

정답 ①

51 직원별 업무의 종류와 소요시간을 집계하여 직원들 간의 업무의 불균형을 찾아서 시정하고 균등한 업무 분배로 업무시간의 평준화를 할 수 있는 것은?

① 업무지침서　　　　　　　　　② 직무기술서

③ 업무흐름도　　　　　　　　　④ 업무분장표

⑤ 업무의 간소화

정답 ④

52 보상과 처벌에 의하여 리더가 영향력 행사하는 모형은?

① 리더 성원 교환 모형　　　　　② 리더십 귀인모형

③ 변혁적 리더십 모형　　　　　④ 셀프 리더십 모형

⑤ 전통적 리더십

해설 ① 리더가 직원을 핵심집단과 외부집단으로 구분하는 모형이다.
② 리더가 부하의 행위를 어떻게 귀인하느냐에 따라 부하에 대한 행위에 영향을 미친다.
③ 부하와 상사 간의 상호신뢰에 근거를 두는 것
④ 부하들이 자기 스스로 이끌어나가고 리더는 지원하는 과정을 의미한다.

정답 ⑤

53 미리 설정한 목표를 달성하기 위한 장기적인 행동방안이나 방침을 무엇이라고 하는가?

① 계획　　　　　　　　　　　　② 사명

③ 지도　　　　　　　　　　　　④ 정책

⑤ 규정

해설 · 계획 – 기본적으로 수행하는 업무와 관련된 활동
· 사명 – 주어진 임무를 의미한다.
· 지도 – 목표에 적합한 방법으로 달성되도록 업무 수행 집단을 자극하는 기능이다.
· 규정 – 꼭 해야할 일과 금지해야할 일을 묘사한 것이다.

정답 ④

54 병원장의 자문기관은?

① 이사회　　　　　　　　　　　② 의무기록위원회

③ 기획실　　　　　　　　　　　④ 진료부서

⑤ 간호부서

정답 ②

55 다음의 기획 과정에 대한 설명이 틀린 것은?

① 기본 정책안에서 명백하고 구체적으로 설정하여 목표를 구체화하여 달성수준을 정하는 것은 작업집단을 자극하기 위함이다.

② 기획 대상의 현황을 파악하는 것은 현황파악이다.

③ 가능한 한 많은 대안을 찾아서 비교 검토해야 한다.

④ 대안의 장단점이나 제약조건들을 비교하여 가장 최적안을 선택한다.

⑤ 언제, 누가 수행할지 필요한 예산이나 절차를 결정한다.

> **해설** ▸ 기본 정책안에서 명백하고 구체적으로 설정하여 목표를 구체화하여 달성수준을 정하는 것은 목표설정 과정이다.
> **정답** ①

56 병원의 임상적 측면, 교육적 측면, 경제적인 측면에서 합리적인 병원 운영을 위해 병원 내 환자 진료영역에 모두 분산되어 있는 부서는?

① 이사회   ② 병원장

③ 기획실   ④ 진료부서

⑤ 간호부서

> **정답** ⑤

57 리더가 매우 높은 자신감을 가지고 있고 비전을 체계적으로 제시하며 리더 스스로 자신을 변화 담당자로 인식하는 리더십 모형은?

① 리더 성원 교환 모형

② 리더십 귀인모형

③ 변혁적 리더십 모형

④ 셀프 리더십 모형

⑤ 전통적 리더십

> **해설** ① 리더가 직원을 핵심집단과 외부집단으로 구분하는 모형이다.
> ② 리더가 부하의 행위를 어떻게 귀인하느냐에 따라 부하에 대한 행위에 영향을 미친다.
> ③ 부하와 상사 간에 상호신뢰에 근거를 두는 것
> ⑤ 리더와 부하 사이에 이해관계에 따른 거래적 관계모형
> **정답** ⑤

58 환자수, 병상점유율, 기타 의료 서비스 활동을 기초로 작성하는 예산은?

① 자본예산   ② 수지예산

③ 표준예산   ④ 영기준예산

⑤ 성과주의예산

정답 ②

59 목표에 적합한 방법으로 달성되도록 업무를 수행하도록 집단을 자극하는 기능을 무엇이라고 하는가?

① 지도   ② 목표관리

③ 기획   ④ 표준설정

⑤ 업무간소화

정답 ①

60 업무수행의 안내서 역할을 하는 것은?

① 업무지침서   ② 직무기술서

③ 업무흐름도   ④ 업무분장표

⑤ 업무의 간소화

해설 · 직무기술서 – 직무의 내용, 조건, 필요한 기술 등을 기록
· 업무흐름도 – 업무과정을 기록
· 업무분장표 – 직원별 업무종류와 소요시간 집계
· 업무의 간소화 – 보다 쉬운 업무 방법을 찾기위한 방법

정답 ①

61 효과적인 의사소통을 하기 위한 것이 아닌 것은?

① 의사소통의 개발성   ② 건설적인 피드백

③ 적극적 경청   ④ 적절한 비단어적 단서 사용

⑤ 자기 개방

해설 · 의사소통의 개방성

정답 ①

62 관리의 기본구성요소에 대한 설명으로 틀린 것은?

① 효과성은 자원을 활용하여 목표를 달성하는 것이다.

② 기능은 조직의 목표 달성을 위하여 자원을 활용하는 과정이다.

③ 자원은 내적자원과 외적자원으로 구분된다

④ 목표는 변화하는 상황속에서 조직을 인도해주는 기능을 한다.

⑤ 생선성은 산출된 생산량에 대한 척도로, 기획 과정에 가장 중요하다.

> **해설** • 관리의 기본구성요소에는 효과성, 기능, 자원, 목표가 있다.
> • 생산성은 투입된 자원에 비하여 산출된 생산량을 대변하는 척도로, 품질을 충족하는 시간당 달성되는 서비스의 수를 측정한 것이다.

> **정답** ⑤

63 정책, 절차, 표준, 규정 등으로 기본적으로 수행하는 업무과 관련된 활동을 무엇이라고 하는가?

① 계획   ② 목표

③ 지도   ④ 통제

⑤ 규정

> **해설** • 목표는 조직을 인도해주는 기능이 있다.
> • 지도는 목표에 적합한 방법으로 달성되도록 업무수행 집단을 자극하는 기능이다.
> • 통제는 기획의 피드백과정이다.
> • 규정은 꼭 해야 할 일과 금지해야 할 일을 묘사한 것이다.

> **정답** ①

64 자기가 스스로 자신을 리드하도록 이끄며 부하들이 그러한 능력을 갖도록 촉진하고 지원하는 리더십 모형은?

① 리더 성원 교환 모형   ② 리더십 귀인모형

③ 변혁적 리더십 모형   ④ 셀프 리더십 모형

⑤ 전통적 리더십

> **해설** ① 리더가 직원을 핵심집단과 외부집단으로 구분하는 모형이다.
> ② 리더가 부하의 행위를 어떻게 귀인하느냐에 따라 부하에 대한 행위에 영향을 미친다.
> ③ 부하와 상사 간의 상호신뢰에 근거를 두는 것
> ④ 부하들이 자기 스스로 이끌어나가고 리더는 지원하는 과정을 의미한다.

> **정답** ④

65 병원 직원의 출장 등의 제반업무, 직원들의 복지 후생과 관한 정책을 세우는 부서는?

① 인사부서 ② 원무부서

③ 경리부서 ④ 구매부서

⑤ 교육 수련부

정답 ①

66 병원의 조직 중 예산과 감사 업무를 하는 곳은?

① 이사회 ② 병원장

③ 기획실 ④ 진료부서

⑤ 간호부서

정답 ③

67 노무비, 재료비, 관리비, 교육연구비 등 부대수익을 포함하여 편성하는 예산은?

① 자본예산 ② 수지예산

③ 표준예산 ④ 영기준예산

⑤ 성과주의예산

해설 • 자본예산 – 막대한 자금이 소요될 경우 편성되는 예산
• 표준예산 – 한 사람의 책임하에 편성되는 예산
• 영기준예산 – 전년도 예산을 무시하고 편성하는 예산
정답 ②

68 업무 중 불필요한 부분은 제거하고 유사한 부분은 통합하여 조직화된 방법을 의미하는 것은?

① 업무지침서 ② 직무기술서

③ 업무흐름도 ④ 업무분장표

⑤ 업무의 간소화

해설 • 업무지침서 – 업무수행을 문서화한 자료
• 직무기술서 – 직무의 내용, 조건, 필요한 기술 등을 기록
• 업무흐름도 – 업무과정을 기록
• 업무분장표 – 직원별 업무종류와 소요시간 집계
• 업무의 간소화 – 보다 쉬운 업무 방법을 찾기위한 방법
정답 ⑤

69 병원 직원들의 안전관리를 위하여 점검하고 청결유지에 관련된 부서는?

① 시설부서 ② 고객지원실
③ 중앙공급실 ④ 감염관리실
⑤ 교육 수련부

정답 ①

70 한 사람의 책임하에 기능이나, 업무 또는 부서에 따라 편성하는 예산은?

① 자본예산 ② 수지예산
③ 표준예산 ④ 영기준예산
⑤ 성과주의예산

정답 ③

71 자금 운영에 따라 예산 편성 지침을 작성하고 업무에 대한 지도 및 상벌을 수행하는 곳은?

① 이사회 ② 병원장
③ 기획실 ④ 진료부서
⑤ 간호부서

정답 ③

72 적절하고 유능한 직원을 선발하고 근무성적을 평가하는 합리적인 인사관리에 중요한 자료가 될 수 있는 것은?

① 업무지침서 ② 직무기술서
③ 업무흐름도 ④ 업무분장표
⑤ 업무의 간소화

해설 • 직무기술서 – 직무의 내용, 조건, 필요한 기술 등을 기록
• 업무흐름도 – 업무과정을 기록
• 업무분장표 – 직원별 업무종류와 소요시간 집계
• 업무의 간소화 – 보다 쉬운 업무 방법을 찾기위한 방법

정답 ②

73 조직의 성과관리 차원에서 조기경보 시스템으로서의 역할을 할 수 있는 관리체계는?

① 사후검토   ② 균형성과표

③ TQM   ④ 6 SIGMA

⑤ 품질경영

정답 ②

74 환자가 퇴원 후 가정이나 지역사회로의 복귀시 정상적인 사회기능을 하도록 적극적인 지지 활동을 하는 부서는?

① 의료사회 사업부서   ② 원무부서

③ 인사부서   ④ 구매부서

⑤ 교육 수련부

정답 ①

75 조직의 목표달성을 위하여 협력하려는 좁은 직무수행동기를 무엇이라고 하는가?

① 멘토   ② 사기

③ 시정조치   ④ 예비교육

⑤ 위임

해설 • 멘토는 충고자나 조언자 및 상담자로서의 역할을 하는 것이다.
　　　 • 사기는 직무수행 의욕이라고 한다.
정답 ②

76 병원 내의 각종 행사를 계획 분비하고 청소 및 차량 운행관련 사무를 총괄하고 우편물 업무를 하는 부서는?

① 의료사회사업부서   ② 원무부서

③ 총무부서   ④ 중앙공급실

⑤ 교육 수련부

정답 ③

77 부하의 낮은 업무성과를 보고 그 원인을 부하의 노력부족이라고 할 때 리더가 부하를 통제
하게 되고 낮은 성과가 외부환경의 탓일 경우 리더가 부하를 격려하는 리더십 모형은?

① 리더 성원 교환 모형
② 리더십 귀인모형
③ 변혁적 리더십 모형
④ 셀프 리더십 모형
⑤ 전통적 리더십

정답 ②

78 의료에 필요한 기기나 재료를 멸균, 소독하여 효율적으로 공급하는 부서는?

① 시설부서
② 기획실
③ 중앙공급실
④ 감염관리실
⑤ 교육 수련부

정답 ③

79 업무절차와 책임의 한계를 명확히 하고 업무수행을 규격화하여 업무수행의 평가자료가 되
는 것은?

① 업무지침서
② 직무기술서
③ 업무흐름도
④ 업무분장표
⑤ 업무의 간소화

해설 · 직무기술서 – 직무의 내용, 조건, 필요한 기술 등을 기록
· 업무흐름도 – 업무과정을 기록
· 업무분장표 – 직원별 업무종류와 소요시간 집계
· 업무의 간소화 – 보다 쉬운 업무 방법을 찾기위한 방법

정답 ①

80 질병의 조기 발견 및 예방과 치료 회복을 하고 건강사업이 진행되는 부서는?

① 이사회
② 병원장
③ 기획실
④ 진료부서
⑤ 간호부서

정답 ④

81 사무간소화를 위하여 사용되는 도구는?

① 업무지침서　　　　　　　　② 직무기술서

③ 업무흐름도　　　　　　　　④ 업무분장표

⑤ 업무의 간소화

> **해설** ・직무기술서 – 직무의 내용, 조건, 필요한 기술 등을 기록
> ・업무흐름도 – 업무과정을 기록
> ・업무분장표 – 직원별 업무종류와 소요시간 집계
> ・업무의 간소화 – 보다 쉬운 업무 방법을 찾기위한 방법
>
> **정답** ③

82 업무 시행과정의 합리성을 높이고 효율성을 평가하여 업무 절차상 미비점을 발견, 개선하기 위한 자료가 될 수 있는 것은?

① 업무지침서　　　　　　　　② 직무기술서

③ 업무흐름도　　　　　　　　④ 업무분장표

⑤ 업무의 간소화

> **해설** ・직무기술서 – 직무의 내용, 조건, 필요한 기술 등을 기록
> ・업무흐름도 – 업무과정을 기록
> ・업무분장표 – 직원별 업무종류와 소요시간 집계
> ・업무의 간소화 – 보다 쉬운 업무 방법을 찾기위한 방
>
> **정답** ③

83 환자의 개인력을 조사하고 상담을 통하여 퇴원 후 계획, 지역사회 지원을 연결하고 협의 진료활동 등의 역할을 담당하는 곳은?

① 의료사회 사업부서　　　　　② 원무부서

③ 인사부서　　　　　　　　　④ 구매부서

⑤ 교육 수련부

> **정답** ①

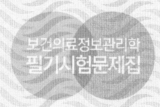

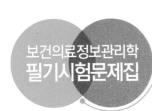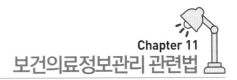
01 진료기록부를 거짓으로 작성하거나 고의로 사실과 다르게 수정한 경우의 처분은?

① 1년 이하의 징역, 1천만 원의 벌금

② 2년 이하의 징역, 2천만 원의 벌금

③ 3년 이하의 징역, 3천만 원의 벌금

④ 5년 이하의 징역, 5천만 원의 벌금

⑤ 10년 이하의 징역, 5천만 원의 벌금

해설 의료법 제 88조
정답 ③

02 의료인이 진료기록부 등 작성의무를 위반할 때 행정처분은?

① 면허정지 15일   ② 자격정지 15일

③ 면허정지 30일   ④ 자격정지 30일

⑤ 행정조치 없음

해설 의료법 제 90조
정답 ②

03 다음 중 진료기록부 등의 법적 보존연한이 2년인 것은?

① 진료기록부   ② 검사소견기록부

③ 방사선 소견서   ④ 처방전

⑤ 조산기록부

해설 • 의료법 시행규칙 제 15조 진료기록부 등의 보존
　　　① – 10년
　　　②, ③, ⑤ – 5년
정답 ④

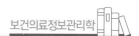

4 의무기록 파기의무에 대한 내용으로 틀린 것은?

① 환자는 개인정보보호법 제 36조 제 1항에 따라 본인의 의무기록 파기를 요청할 수 있다.

② 환자의 파기 요청에 의하여 삭제하고 결과를 알려주지 않은 경우 2년 이하의 징역 또는 2천만 원의 벌금에 처한다.

③ 진료기록의 파기 시점은 법적 보관연한의 경과 후이다.

④ 환자 요청에 의하여 파기를 하는 경우 기산점은 퇴원일 시점이다.

⑤ 진료기록부 등의 법적 보존연한이 경과한 경우 1회 연장하여 보존할 수 있다.

> **해설** 환자 요청에 의하여 파기를 하는 경우 기산점은 진료일 시점이다.
> **정답** ④

5 구급차 등의 운용자가 출동 및 처치기록을 언제까지 누구에게 제출하는가?

① 다음 달 10일까지 해당 의료기관장

② 다음 달 10일까지 보건복지부 장관

③ 이번 달 10일까지 구급 소속차등의 장

④ 다음 달 10일까지 응급의료지원센타

⑤ 이번 달 말일까지 해당의료기관의 장

> **해설** 응급의료에 관한 법률 시행규칙 제 40조 출동 및 처치기록
> **정답** ④

6 다음 중 진료기록부 등의 법적 보존연한이 5년이 아닌 것은?

① 진료기록부　　　　　　② 검사소견기록부

③ 방사선 소견서　　　　　④ 간호기록부

⑤ 조산기록부

> **해설** · 의료법 시행규칙 제 15조 진료기록부 등의 보존
> 　　① − 10년
> **정답** ①

7 정신질환자를 진료할 때, 당시의 대면 진단내용, 입원 등의 기간연장에 대한 심사청구 및 결과, 투약 등의 치료내역을 적은 진료기록의 법적 보존기간은?

① 1년   ② 2년

③ 3년   ④ 5년

⑤ 10년

해설 정신건강증진 및 정신질환자 복지서비스 지원에 관한 법률 시행규칙 제23조 기록보존 제 2항
정답 ⑤

8 응급구조사의 출동사항과 응급처치에 대한 처치 기록지를 몇 년간 보관하는가?

① 1년   ② 2년

③ 3년   ④ 5년

⑤ 10년

해설 응급의료에 관한 법률 시행규칙 제 40조 출동 및 처치기록
정답 ③

9 다음 중 진료기록부의 법적 보존연한이 5년이 아닌 것은?

① 수술기록부   ② 검사소견기록부

③ 방사선 소견서   ④ 간호기록부

⑤ 조산기록부

해설 • 의료법 시행규칙 제 15조 진료기록부 등의 보존
         ① – 10년
정답 ①

10 구급차 운용자가 기록하는 기록지는?

① 응급실 기록지   ② 운행대장기록

③ 진료기록지   ④ 간호기록지

⑤ 경과기록지

해설 응급의료에 관한 법률 제 49조 출동 및 처치 기록 등
정답 ②

11 진료기록부에 대한 내용이 아닌 것은?

① 진료기록부 등이 추가기재, 수정된 경우 수정전후의 기록을 보건복지부령에 따라 보존하여야 한다.

② 정신질환자에 대한 진료기록부도 작성해야 하며 기록의 열람, 사본발급 등의 내용확인을 요구하면 그 요구에 따라야 한다.

③ 간호기록부도 작성하여야 한다.

④ 조산기록부도 작성하여야 한다.

⑤ 보건복지부 장관은 진료기록부 등에 기록하는 질병명, 검사명, 약제명 등의 의학용어와 진료기록부 등의 서식에 관한 표준을 고시할 수는 없다.

해설 보건복지부 장관은 진료기록부 등에 기록하는 질병명. 검사명. 약제명 등의 의학용어와 진료기록부 등의 서식에 관한 표준을 고시할 수는 있다.

정답 ⑤

12 정신질환자의 진료할 때 통신과 면회의 자유제한의 사유, 퇴원 등의 신청일시 및 퇴원 등의 거부사유, 특수치료에 관한 협의체 회의내용을 적은 진료기록의 법적 보관기간은?

① 1년 　　　　　　　　　　② 2년

③ 3년 　　　　　　　　　　④ 5년

⑤ 10년

해설 정신건강증진 및 정신질환자 복지서비스 지원에 관한 법률 시행규칙 2 제23조 기록보존 제 2항

정답 ③

13 응급환자의 중증도 분류할 때 고려사항이 아닌 것은?

① 활력징후 　　　　　　　　② 의식장애

③ 사고기전 　　　　　　　　④ 환자의 주요증상

⑤ 과거력

해설 응급의료에 관한 법률 시행규칙 제 18조의 3

정답 ⑤

14 응급구조사가 출동하여 출동사항과 처치내용을 기록하여 구급차, 소속차 등의 운용자와 응급환자의 진료의사에 제출하여야 한다. 이때 소속, 구급차 등의 운영자는 구급차 운행 관련 기록을 누구에게 제출하는가?

① 해당의료기관의 장
② 보건복지부 장관
③ 구급차 소속차 등의 장
④ 소재지 관할 응급의료지원센타
⑤ 제출하지 않는다.

> **해설** 응급의료에 관한 법률 제 49조 출동 및 처치 기록 등
> **정답** ④

15 다음 중 진료기록부 등의 법적 보존연한이 3년인 것은?

① 진료기록부   ② 검사소견기록부
③ 방사선 소견서   ④ 사망진단서
⑤ 조산기록부

> **해설** · 의료법 시행규칙 제 15조 진료기록부 등의 보존
>   ① – 10년,
>   ②, ③, ⑤ – 5년
> **정답** ④

16 의무기록을 열람을 해줄 수 없는 경우는?

① 환자의 직계존속이 본인의 동의서와 친족관계 증명서류를 제출하는 경우
② 의사가 환자의 진료를 위하여 불가피하다고 인정한 경우
③ 환자가 지정하는 대리인이 본인의 동의서와 대리권 있음을 증명하는 서류를 제출하는 경우
④ 환자가 사망하여 환자이 직계 비속이 친족관계 증명서류를 제출하는 경우
⑤ 병역법에 따라 지방병무청장이 병역판정검사와 관련하여 필요하다고 인정, 진료 및 치료관련 기록의 제출을 요청한 경우

> **정답** ②

17 다음 중 진료기록부 등의 법적 보존연한이 10년인 것은?

① 진료기록부   ② 검사소견기록부

③ 방사선 소견서   ④ 간호기록부

⑤ 조산기록부

> **해설** · 의료법 시행규칙 제 15조 진료기록부 등의 보존
> ②, ③, ④, ⑤ – 5년
> **정답** ①

18 장기 등을 적출하거나 이식한 의사가 적출 및 이식 관련 기록을 작성하여 누구에게 제출하는가?

① 보호자   ② 법정대리인

③ 보건복지부 장관   ④ 의료기관의 장

⑤ 이사회

> **해설** 장기이식에 관한 법률 시행규칙 제 24조
> **정답** ④

19 응급구조사 등이 출동사항과 응급처치의 내용을 출동 및 처치 기록지에 몇 부를 기록하여야 하는가?

① 1부   ② 2부

③ 3부   ④ 4부

⑤ 5부

> **해설** · 응급의료에 관한 법률 시행규칙 제 40조 출동 및 처치기록
> · 3부를 작성하여 응급환자 인수 의사 서명을 얻은 뒤 1부는 보관
> · 1부는 응급환자 진료의사에게 제출, 1부는 환자에게 이송처리료 징수용으로 발급한다.
> **정답** ③

Global-Medical Record Education

Global-Medical Record Education

보건의료정보관리사 시험 12월 05일

D-58

모든사람을 소중하게 생각하는 GMRedu
행복한 미래의 문을 여러분과 함께 열어갑니다.

≫ 무료상담신청

공지사항　　MORE

- 2020년 국시원 원서접수...　2020.09.01
- 수강생들의 실무와 질병...　2020.08.04
- 2020년 국시문제집　2020.07.14
- 수강생들의 의무기록 실...　2020.07.11
- 수강생들의 질병분류,암...　2020.06.24
- 코로나-19 한국표준질병...　2020.05.08
- 수강생들의 암등록 문의...　2020.05.05
- 의료법 동영상　2020.04.28
- 수강생들의 질병분류 질...　2020.04.24
- 대학교 인증에 대하며 ...　2020.01.16

공지사항 (수강생전용)　　MORE

- 실무와 질병분류 질문과...　2020.08.04
- 의무기록실무 질문모음입...　2020.07.11
- 의료행위질문모음　2020.06.24
- 실무 질문모음1　2020.06.24
- 암등록 질문모음 2　2020.06.24
- 질병분류 세번째...　2020.05.08
- 코로나-19 한국표준질병...　2020.05.05
- 암등록 질문모음 1　2020.05.05
- 수강생들의 질병분류 두...　2020.05.05
- 수강생들의 질병분류 첫...　2020.04.24

샘플강의　　GMR 갤러리　　GMR 소식

Medical Education
GMRedu 샘플강의를
들으실 수 있는 공간입니다.

자세히 보기 ›

GMRedu
합격수기

GMRedu
수험후기

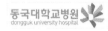

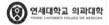

GMRedu
Global-Medical Record Education

GMRedu 소개　교육안내　수강신청　사이버모의고사　고객상담　회원전용　나의공간

about GMRedu

Global-Medical Record Education

모든사람을 소중하게 생각하는 GMRedu
행복한 미래의 문을 여러분과 함께 열어갑니다.

GMRedu 소개

GMRedu vision

GMRedu 전문인

GMRedu 교육내용

GMRedu 오시는 길

GMRedu
합격수기

GMRedu
수험후기

IBK 기업은행
예금주 : 지엠알에듀(주)
488-052145-011-013

상담전화
070-4335-1358

HOME > GMRedu소개 > GMRedu오시는 길

`GMRedu 오시는 길

지하철 이용

1호선 병점역
- 1번 출구 도보 10분

버스 이용

시내버스 : 5-1, 7, 8, 34, 34-1, 710
- 병점화남아파트앞

시외버스 : 1550-1, 8501
- 병점화남아파트앞

마을버스 : 11-2, 11-3, 27, 27-2,
　　　　　 35, 35-2, 55
- 병점화남아파트앞

(지도: 경희키즈풀, 기아자동차, 롯데하이마트, LG베스트샵, 화남아파트 사거리, 병점지하차도 교차로, 외환은행, 삼성디지털프라자, 비전빌딩, 병점초등학교, 지엠알에듀, 메트로플라자, 병점역 2.1)

지엠알에듀
경기도 화성시 효행로 990 비전월드 빌딩 107호
Tel : 070-4335-1358 FAX : 02-3143-0321

김 정 임

- 연세대학교 보건과학과 학사
- 연세대학교 보건대학원 보건행정과 석사
- 1999~2011년 ㈜메디컬익스프레스 총괄이사 역임
- 2011~2018년 (주)신장기술연구소 대표이사

- 2012년 이지리서치 연구소장
- 2006년 ~ 現 겸임교수 역임
- 現 대한병원코디네이터 이사
- 現 의무기록사 학원 지엠알에듀 원장

[주요 경력]

- 1994년 OCS 기획 및 출시
- 1995년 ~ 2000년 GIS Project 기획 & 설계(도시철도공사, 한국전력, 하나로통신)
- 1999년 인체 해부, 신약, 유전 프로젝트
- 2000년 처방전달시스템 기획 및 설계
- ASP EMR DoctorsChart 기획, 설계 및 출시
- 신장내과 ASP EMR DoctorsChart system 기획, 설계 및 출시
- 2002년 일본 동경의학박람회 EMR Chart 기획 및 설계(일본수가 적용)
- ASP EMR DoctorsChart을 이용한 청구교육(한국 EDI 산업협회)
- 타니타 체지방 비만 Body Manager 기획, 설계 및 출시
- 2006년 의무기록사 학원 지엠알에듀(www.GMRedu.co.kr) 기획 및 운영
- 2010년 국제학술대회 "The Utilization of waste seashell for H2S removal" 발표
- "혈액투석환자에서 건강관련 삶의 질과 임상적 요인사이의 연관성 연구" 발표
- 2012년 기업 및 개인 리서치 이지리서치(www.easyresearch.co.kr) 기획 및 운영
- 2013년 가장쉬운 해부병리학 출간(군자출판사)
- 2014년~2019년 의무기록사 실전모의고사 문제집 출간(군자출판사)
- 2014년 질병분류 출간(군자출판사)
- 2020년 보건의료정보관리사 문제집(군자출판사)

보건의료정보관리학 필기시험문제집

초판 1쇄 인쇄 2020년 10월 20일
초판 1쇄 발행 2020년 10월 25일

저 자   김 정 임
펴낸이   임 순 재
펴낸곳   (주)한올출판사
등 록   제11-403호
주 소   서울시 마포구 모래내로 83(성산동 한올빌딩 3층)
전 화   (02) 376-4298(대표)
팩 스   (02) 302-8073
홈페이지 www.hanol.co.kr
e-메일   hanol@hanol.co.kr
ISBN   979-11-5685-961-1